KB051693

용닥터의 탈모 혁명

현직 탈모 의사가 알려주는
효과 200% 두피·모발 관리법

용닥터의
탈모 혁명

김용빈(용닥터) 지음

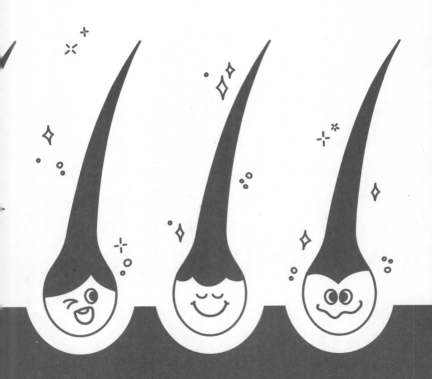

21세기북스

이 책을 읽으면
머리카락이 풍성해집니다

머리카락은 외모에서 굉장히 큰 비중을 차지한다. 보여지는 것이 중요한 한국 사회의 특성상 대머리는 큰 약점이며 결혼정보회사에서도 배우자 기피 1순위로 분류된다. 탈모에 대한 인식이 좋지 않다 보니 탈모 환자들은 사회적으로 숨어들게 되고, 이는 오히려 적절한 치료 시기를 놓쳐 악순환을 반복하게 한다.

나 역시 13년이라는 긴 시간 동안 탈모와 두피염으로 많은 고통을 받아 왔다. 밤에 머리를 긁지 않으려고 손을 묶고 잘 정도로 오랜 시간 고생한 환자이자, 같은 고민을 가진 사람들을 치료하고 관리하는 의사로서 올바른 탈모 치료 방법을 알려 드리기 위해 이 책을 쓰게 되었다. 책에 들어가기 앞서, 독자 분들에게 먼저 당부드리고 싶은 것이 있다.

첫 번째, 탈모가 두려운 이유는 길을 모르기 때문이다

탈모 환자로서, 가장 힘들었던 때는 피지 억제약인 로아 큐탄의 부작용으로 두피염과 탈모 악화를 심각하게 경험 했던 고등학교 2학년 여름 방학이었다. 정말이지 지옥과도 같은 시간이었다. 누굴 만나도 자신감이 없었고 저주 받았다는 생각에 우울함에 빠져 성적도 많이 떨어졌다.

지금 돌이켜 보면 빠지는 머리카락과 염증이 생기는 두피를 어떻게 관리하고 치료해야 하는지 적절한 방법을 몰랐기에 더 힘들었던 것 같다. 내게는 치료 정보가 정말 부족했다. 탈모가 주는 '사회적인 죽음'에 대한 공포와 내가 대머리가 되진 않을지, 언제 어떻게 치료해야 할지 모르는 불확실성에 더 불안했다. 마치 깜깜한 밤에 내비게이션도 나침반도 없이 외딴 곳에 떨어진 느낌이랄까? 어제보다 더 악화되는 오늘이, 그리고 내일은 더 악화될 것 같은 생각이 내 마음을 갉아먹으면서 병을 더 키웠다.

두 번째, 믿음직한 가이드를 만나는 것이 가장 중요하다

머리카락을 지키기 위해서는 먼저 '머리'를 제대로 알아야 한다. 아무리 처음 떠나는 긴 여행일지라도 믿음직한 가이드와 내비게이션만 있다면 크게 불안하지 않다. 탈모 치료도 마찬가지다. 좋은 가이드는 나를 진료하는 의사가 될 수도 있고, 믿음직한 인플루언서가 될 수도 있고, 나 자신이 될 수도 있다.

나의 경우에는 어떤 좋은 가이드를 만나진 못했지만 탈모 환자에서 탈모 치료 전문 의사가 되었고, 정확한 정보를 통해 증상의 원인과 해결 방안을 잘 파악할 수 있었다.

그 이후로는 일의 능률도 오르고 적절한 치료와 관리로 두피와 모발도 조금씩 완화의 수순을 밟게 되었다. 그리고 더 나아가 이제는 다른 분들에게 탈모 치료의 믿음직한 가이드가 되어 드리고 싶다.

책은 크게 세 파트로 구성되어 있다. 꼭 필요한 기초 치료와 지켜야 할 생활 습관부터 심화 치료까지, 탈모 치료를 위해 꼭 알아야 할 정보들을 알차게 담고자 노력했다. 많은 분들에게 이 책이 탈모를 제대로 공부하는 좋은 기회가 되기를 바란다. 여러분들에게 이 책이 탈모라는 어둡고 긴 터널을 얼른 벗어나게 돕는 정확하고 안전한 길잡이가 되었으면 한다.

차 례

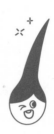

PART 2 생활 습관 편 사소한 습관이 당신의 머리카락을 지킨다

PART 3 심화 치료 편 탈모 치료의 최종장

PART 1

기초 치료 편

머리숱 많아지는
확실한 방법

<< CHAPTER 1 >>

○ ● ○

조금이라도
더 풍성해지고
싶은 사람을 위한
마인드셋

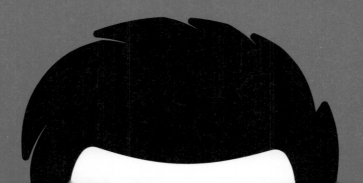

빠진 머리카락에
슬퍼할 시간이 없는 이유

탈모가 참 싫은 게, 사람 마음을 주눅 들게 한다. 모든 게 마치 탈모 때문인 것 같은 자격지심이 생긴다. 나 또한 마찬가지였다. 지금처럼 정보가 많이 없던 시절, 기댈 수 있는 곳이라곤 동네 피부과가 전부였다. 그때는 의사와 약사에게 의존하며 나머지 시간을 슬퍼하기만 했다. 이번 장에서는 나의 이야기를 짧게 공유하면서 두 가지 중요한 메시지를 전달하고자 한다.

나는 어릴 적부터 이마가 넓었다. 초등학교 6학년 즈음 헤어 젤을 바르는 게 유행이었는데, 나도 내 이마가 이렇게 넓은 줄 그때 처음 알았다. 별명으로 '운동장', '피콜로', 심지어는 그냥 '이마'라고 불릴 만큼 넓은 이마는 당연히 내 콤플렉스 중 하나였다. 그리고 중학교 2학년 즈음, 탈모가 유전된다는 사실을 알게 되면서 환하게 벗어진 할아버지의 머리와 내 이마가 오버랩되기 시작했다. 아마 이때부터 내 고민은 넓은 이마에서 탈모로 옮겨가기 시작했던 것 같다.

사태가 본격적으로 심각해지기 시작한 때는 고등학교 1학년 여름 무렵이다. 미용사의 권유로 방문한 피부과에서 지루성 두피염 약을 처방받아 복용하기 시작했고 약이 떨어질 때면 매번 다시 피부과를 찾았다. 문제는 방문할 때마다 의사가 소극적으로 진료를 보고 늘 같은 약을 처방해 주는 날이 이어졌다는 것이다. 찝찝한 마음에 병원을 옮겼지만 두피염은 오히려 더 심해지고 말았다. 전 병원에서 처방받던 약을 중단하자 거짓말처럼 두피가 뒤집어졌다. 스테로이드를 오래 복용하다가 갑자기 중단하면 염증이 전보다 심해지는 스테로이드 반동 현상이 생긴 것이다. 나는 1년 가까이 복용하던 약이 스테로이드인 줄도 몰랐다. 결국 모낭염이 온 두피를 덮기 시작했고 바람만 불어도 통증이 느껴졌다. 지금까지 무심하게 스테로이드를 반복 처방해 준 의사가 원망스러울 지경이었다.

옮긴 병원에서도 역시 여러 가지 방법으로 치료를 지속하였지만 약을 먹을 때만 호전될 뿐 문제는 전혀 해결되지 않았다. 그래서 결국 의사가 제안한 것이 피지 분비 억제약인 로아큐탄(이소트레티노인)이라는 약이었는데, 이 약이 내 탈모 인생의 시작이 될 줄은 꿈에도 몰랐다.

4일 정도 복용했을까, 자고 일어났더니 베개 주변이 머리카락으로 가득했고 베개와 손가락엔 피가 묻어 있었다. 피지가 과하게 감소하면서 생긴 두피 건조와 가려움 때문에 잠결에 미치도록 긁은 것이다. 긁으면 긁을수록 두피염이 악화되면서 머리카락도 급격하게 빠지기 시작했다. 긁지 않으려고 면장갑이나 스키장갑을 끼고 자는 등 여러 가지 방법을 시도해 보았지만 해결되지 않았고, 결국 손을 묶고 잘 수밖에 없었다.

로아큐탄은 주로 중증 여드름 환자나 피지 분비가 심한 사람이 복용하는 약이다. 나는 모낭염, 뾰루지에는 효과를 보았지만 다른 부작용이 너무 심각해서 고생을 많이 했다. 입술이 건조해지기 시작하더니 심한 피부건조증까지 진행되었고, 두피 가려움이 너무 심한 나머지 상처로 인한 반흔성 탈모 증상까지 동반되었다. 당시엔 그 원인이 로아큐탄인지 몰랐고, 의사도 전혀 인지하지 못한 채 어떤 안내나 조치 없이 로아큐탄을 지속 처방하였다.

한창 외모에 관심이 많을 나이에 두피염과 탈모가 악화될수록 자존감 역시 떨어져 갔다. 항상 모자를 찾게 되고 사람들과의 만남이 예전만큼 달갑지 않았다. 학업 성적도 예년보다 떨어졌다. 여러모로 정신적으로 힘든 시간을 보냈던 시절이었다. 처음으로 내가 어떤 저주를 받은 듯한 느낌이 들기도 했다.

'두피염, 탈모가 없었다면 성적도 더 좋았을 테고 재수를 하지 않아도 되었겠지?', '왜 하필 나에게 이런 시련이 닥친 걸까. 결혼은 할 수 있을까?' 여러 걱정이 머릿속에 가득해졌고 머리숱이 풍성했던 과거와 비교하며 계속 슬퍼하기만 했다. '그때 왜 그 병원을 갔을까', '이렇게 좋은 예방법들을 왜 미리 알지 못했을까', '올바른 치료법을 조언해 줄 의사를 만났다면 어땠을까', '17살에는 참 머리숱이 많았는데….' 후회도 많이 했고 늘 과거를 그리워했다. 아직 현실을 받아들일 준비가 되지 않았던 건지도 모르겠다.

무심했던 '스테로이드 피부과 원장'을 시작으로 '로아큐탄 부작용'까지, 내 의지와는 상관없는 원인도 있었지만 지금 돌이켜 보면 내 생활 습관과 생활 환경, 나의 무지함 역시 병을 많이 키웠다. 두피가 훤히 보일 만큼 탈모가 진행되지는 않았어도 탈모로 인한 마음의 병은 누구보다 깊었다.

그렇게 20년이라는 시간이 흘렀고, 탈모와 두피염으로 많이 고생해 오면서 깨달은 진리가 있다. 첫 번째는 '아는 것이 힘'이라는 것. 나만큼 나를 생각하는 의사는 없다. 의사에게 나는 수많은 환자들 중 한 명일 뿐 치료의 해답은 나한테 있으며, 아는 것이 많아야 좋은 의사를 보는 눈이 생긴다. 그리고 두 번째는 '지금 가진 것에 감사할 것'. 지금의 머리카락에 감사하는 마음이 어쩌면 치료의 시작이라는 것이다.

결국 철저한 관리와 올바른 치료가 내 마음에 안정을 가져다주었다. 어린 시절에 그렇게 힘든 시간들을 겪었지만 35살의 나는 나름 볼륨 있는 모발을 유지하고 있고, 지금도 열심히 관리하고 있다. 탈모인에게 자기 관리, 모발 관리는 생명과도 같다. 탈모는 진행될수록 돌이키기 힘들다는 사실을 잊지 말고 풍성할 때 잘 챙겨야 한다.

그렇게 오늘보다 풍성한 내일을 기대하는 마음가짐이 모발 한 올이라도 더 건강하게 관리하는 자세라는 것을 잊지 않으셨으면 좋겠다.

용닥터's TIP
★

모발도 두피도 골든 타임이 있다는 것을 잊지 말고 전문가를 만나 올바른 관리법과 치료법에 대하여 상담해야 합니다. 하지만 제가 경험했던 대부분의 의사들은 눈에 보이는 증상을 완화하는 데만 집중할 뿐, 악화의 근본적인 원인이나 내가 가진 나쁜 생활 습관에 대해 같이 탐구하며 문제점을 찾아주려는 의사는 없었습니다. 그렇기에 세심하고 좋은 전문가를 만나는 것이 중요합니다. '전문가에게 얻은 처방을 행동으로 옮기는 것'이 여러분들의 임무이자 치료의 지름길이라는 것을 잊지 않으셨으면 합니다. 뒷 내용에서 좋은 병원과 전문가를 찾는 팁도 알려드릴게요.

탈모 치료도
골든 타임이 있다

올바르게 알면 탈모 치료의 지름길이 보인다. 안드로겐성 탈모, 휴지기 탈모, 원형 탈모 등 탈모는 유형에 따라 진행 양상과 치료법이 다르지만, 어떤 탈모 유형이든 적절한 치료가 없다면 두피가 훤히 보이는 상태까지 진행될 수 있다. 초반에 불씨를 잡지 않으면 불이 나기 전의 모습을 회복하기 어렵듯이 탈모 역시 올바른 치료법으로 초기에 잘 치료해야 예전 풍성한 모습을 되찾을 확률이 높다. 탈모는 극복 가능한 질환이라는 것을 잊지 말고 '치

료 적기'에 '올바른 치료'를 통하여 60대, 70대까지 머리
카락을 풍성하게 유지하자.

치료는 내가 하는 것이다

탈모 초기였던 23살 무렵, 탈모약 복용 등 비로소 적절한
치료를 시작하면서 탈모와 두피염이 어느 정도 호전되기
시작했다. 의사의 적절한 진단과 처방이 효과를 보기 시
작한 것이다. 빠지는 머리카락 수도 전보다 줄었고 모발
도 굵어져서 힘이 생기기 시작했다. 하지만 여전히 두피
염은 반복되었고 모발도 악화와 완화의 연속이었다.

의사의 무심한 처방과 무심한 경과 관찰에 이 병원 저 병
원 옮겨 다니기 일쑤였고, 내 두피를 고쳐 주겠다며 호언
장담했던 동네 약사도 별다른 말 없이 항생제만 한 움큼
계속 쥐여 줄 뿐이었다. 한 달에 50만 원씩이나 하는 한
약을 먹어 보기도 하고 200만 원에 가까운 주사 치료를
받아 보기도 했지만 큰 효과는 없었다.

운이 없어 세심한 의사를 만나지 못했던 것일까, 내 증상이 전문가들의 능력 밖이었던 것일까. 과거의 나와 같은 고민을 하는 수많은 환자를 만나며 내린 결론은 '세심한 의사가 필요한 증상임에도 세심한 의사를 만나지 못했던 탓'이라는 것이다.

전문가들의 적절한 진단과 치료에도 불구하고 계속 악화와 완화가 반복되는 것은 결국 스트레스와 잘못된 생활 습관 때문인 경우가 많은데, 나의 생활 습관과 생활 환경에 관심을 가져 주는 전문가는 없었다. 이것이 내가 유튜브 채널 〈용닥터〉를 시작했던 이유이며, 지금 이 책을 쓰고 있는 이유이기도 하다.

잘못된 정보에 힘을 낭비하지 말아야 한다

인스타그램, 유튜브, 블로그, TV 등 우리는 수많은 정보와 광고의 홍수 속에 살고 있다. 다양한 정보에서 얻는 장점도 많겠지만 개인적으로 단점을 더 크게 체감하고 있다. 많은 정보만큼이나 넘쳐나는 허위·과장 광고와 잘못된 민간요법 등 검증되지 않은 정보들이 탈모인들의 치료 시기를 늦추고 있다.

하루는 한 남성 환자가 진료실을 찾아왔다. 한눈에 봐도 이미 탈모가 많이 진행되었는데, 본인은 이미 오래 전부터 탈모약을 먹고 있음에도 전혀 효과가 없다고 하였다.

효과가 전혀 없을 리는 없는데….

의아한 생각에 어떤 탈모약을 먹고 있는지 자세히 물었다. 아니나 다를까 '탈모 치료제'가 아닌 SNS에 허위·과장 광고되고 있는 '건강기능식품'이었다. 1년이 넘는 시간 동안 보조 영양제를 프로페시아 같은 탈모 치료제로 오인하며 먹고 있었던 것이다. 현명한 탈모인이라면 허위·과장 광고 등 잘못된 정보를 거를 수 있어야 하며 잘못된 정보에 속아 치료의 골든 타임을 놓쳐서는 안된다.

용닥터's TIP

★

탈모와 피부염의 악화에는 유전도 큰 부분을 차지하지만 환경이 생각보다 많은 영향을 미칩니다. 전문가와 함께 올바른 치료 방향을 수립하는 것도 중요하지만, 더 중요한 것은 잘못된 생활 습관을 교정하는 것입니다. 이 책은 PART 1에서 '의학적인 기초 치료'를, PART 2에서는 생활 습관, 환자 개인의 환경 교정에 대한 내용을 다루고 있습니다. PART 3에는 두피 문신이나 모발 이식 등 보다 심층적인 시술 치료를 담았습니다.

적절한 약물 처방과 올바른 생활 습관, 환경 교정이 조화를 이루었을 때 치료 효과가 극대화되며 증상이 빠르게 호전된다는 것을 꼭 기억해야 합니다. 전문가의 처방에만 의존하고 계셨다면 내 주변의 환경에도 관심을 갖고 하나씩 교정해 나가시기를 권유드립니다. 세심한 의사를 만나는 것은 큰 행운이지만, 혹여 그러지 못한 분들께 이 책이 조금이나마 도움이 되기를 바랍니다.

○ ○ ○

CHAPTER 2

탈모,
정확한 진단은
이렇게 합니다

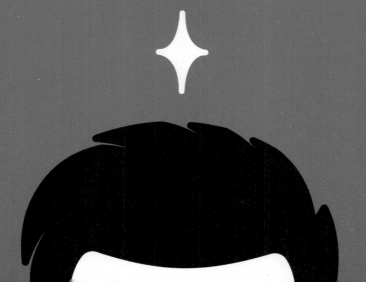

도대체 머리가
얼마나 빠지면 탈모일까?

걱정스러운 얼굴을 한 환자들이 묻는다. "하루에 몇 개 빠지는 게 정상인가요?", "감을 때마다 40개는 빠지는데 괜찮은가요?", "요즘 갑자기 머리가 너무 많이 빠져요…." 탈모에 관심이 있는 사람이라면 '하루에 빠지는 모발이 100개가 넘으면 탈모'라는 말을 들어 보았을 것이다. 지금도 진료실에서 비슷한 질문을 흔히 듣곤 하는데, 과거의 나도 같은 고민을 했었다.

중학교 때부터 머리를 감을 때면 모발 하나하나를 세어 보곤 했고 전혀 걱정할 정도가 아닌 데도 쉽게 스트레스를 받곤 했다. 나도 모르게 그 기준점을 하루 100가닥으로 정해 두었던 것 같다.

진짜 100개 이상 빠지면 탈모로 진단할 수 있는 걸까?
얼마나 빠져야 정상인 걸까?

'머리카락이 100개 이상 빠지면 탈모'라는 말은 탈모와 관련된 가장 잘못된 정보 중 하나다. 정상인 사람도 하루에 100개 이상 충분히 빠질 수 있다. 우리가 가진 모발 중 일정 비율은 성장기를 끝내고 빠질 준비를 앞두고 있는 '휴지기'에 있고, 휴지기에 있는 모발 중 일부는 매일 탈락하고 있다. 자연 노화와 더불어 과로나 과음, 스트레스로 인해 휴지기 모발의 비율이 증가하고, 생활 습관이 바르고 스트레스가 적을수록 휴지기 모발의 비율은 적게 유지된다. 즉, 생활 습관이 좋을수록 빠지는 모발이 적다는 것이다.

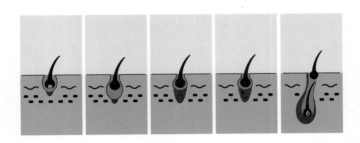

모발의 성장 주기

여기서 중요한 것은, 같은 비율의 휴지기 모발이라면 숱이 많은 사람이 더 많이 빠질 수밖에 없다는 것이다. 즉, 모발이 빽빽한 사람이라면 정상 범주 내에서도 모발이 100개 이상 충분히 빠질 수 있다. 더 이해하기 쉽게 극단적인 예를 들자면, 대머리는 하루에 빠지는 모발의 개수가 10개이므로 탈모가 아니다. 빠질 머리가 없으니까….

이처럼 빠지는 모발의 개수만으로 탈모를 단정 짓긴 어렵다.

따라서 빠지는 모발 개수에만 연연하기보다는 '빠지는 모발 개수의 변화', 그리고 '모발의 연모화'에 더 집중해야 한다. 탈락하는 모발의 양이 급격하게 늘어났거나 모발이 많이 가늘어지기 시작한다면 경각심을 갖고 의사 등 전문가와 상담하여 문제점을 잘 체크해 보아야 한다.

용닥터's TIP

★

빠지는 머리에 스트레스가 너무 클 땐 빠지는 모발을 하나하나 세지 마세요. 그런 행동이 오히려 스트레스가 되거든요. 머리 감은 후, 확인하지 말고 그냥 흘려 보내세요. 모발이 많이 빠질 땐 굳이 확인하지 않는 것이 정신 건강에 좋답니다. 매일 확인하던 분들이라면 3일에 한 번, 혹은 일주일에 한두 번씩으로 확인하는 빈도를 줄여 보시길 권유드려요. 저는 7년 전 즈음, 넓은 이마가 콤플렉스라서 이마축소술을 받은 적이 있는데, 수술 후유증으로 머리가 미친 듯 빠졌었어요. 머리를 감을 때마다 200가닥 정도가 빠졌었는데 그 스트레스가 너무 커서 일부러 자주 확인하지 않았답니다. 이렇게 필요에 따라 탈모양을 확인하는 주기를 조절하는 것도 스트레스로 인한 증상 악화를 줄일 수 있는 방법입니다.

02

당신의 머리카락을 지켜 줄
첫 병원 선택법

2011년 가을, 23살이 되던 해 나는 큰 시험을 하나 준비하고 있었고, 공부를 위해 저녁을 빵으로 때우는 등 육체적·정신적 스트레스가 심했다. 그러던 중 언젠가부터 이마와 두피에 기름이 많이 끼기 시작했고 빠지는 모발의 수가 늘어나기 시작했다.

영양 부족? 스트레스? 에이, 잠깐 빠지다 말겠지….

예상과 달리 머리는 점점 더 빠지기 시작했고, 결국 나는 서울의 한 피부과에서 남성형 탈모를 진단받게 되었다. 그 당시엔 당황스럽고 무섭기도 했지만 그때 그 진단으로 적절한 초기 치료를 시작할 수 있었고 덕분에 지금까지 13년째 나름 풍성하게 모발을 유지하고 있다. 적절한 때의 정확한 진단은 탈모 치료에 있어 굉장히 중요하다.

머리 볼륨이 죽어요, 갑자기 머리가 너무 빠져요

갑작스럽게 가늘어지는 모발 또는 한 올 한 올 빠지는 머리가 고민이라면? 초기 치료가 굉장히 중요하다. 그래서 다른 무엇보다도 정확한 진단이 가장 우선되어야 한다. 그렇다면 어떤 요소를 고려해야 하고 어떤 병원을 가는 것이 좋을까? 탈모의 정확한 진단을 위해서는 가능한 한 아래 조건들을 충족하는 탈모 전문 병원을 방문하는 것이 좋다.

첫 번째는, 두피 현미경을 구비한 병원을 찾는 것이다. 탈모는 크게 안드로겐성 탈모(남성형, 여성형 탈모)와 휴지기 탈모, 원형 탈모로 나뉘는데, 두피 현미경으로 확인해야만 가늘어진 모발인 연모의 비율을 보는 등, 탈모 유형을 더 정확하게 감별할 수 있다. 때문에 탈모를 진단받으려거든 두피 현미경을 구비한 병원을 방문하는 것이 좋다. 현미경 검사를 병원 직원이 대신 해 주는 곳이 아닌, 의사가 직접 해 주는 곳을 추천한다. 하나를 보면 열을 알 수 있다.

두 번째는 '섬세한 의사'를 만나는 것이다. 두피 현미경의 목적은 안드로겐성 탈모와 비안드로겐성 탈모를 구분하는 것인데, 더 정확한 진단을 위해 복용 약물, 질환 등 고려해야 하는 사항이 많다. 병력 청취 및 문진이 자세해야 보다 정확한 진단을 받을 수 있고 경과도 정확하게 볼 수 있다. 또한, 치료의 경과를 정확히 보기 위해서는 매번 같은 장소, 같은 조명, 같은 각도로 일정하게 촬영하는 것이 가장 중요하다. 이 중 하나라도 지켜지지 않는다면 치료 효과를 정확하게 판단하기 어려워진다. 처음 사진보다 조명이 밝으면 치료 효과가 낮아 보이고, 조명이 어두우면 치료 효과가 높아 보일 수 있기 때문이다.

그래서 진단이든 경과든 세심한 의사를 만나는 것이 중요하다. 믿을 만한 병원의 후기나 평판을 참고하여도 좋지만 의사를 직접 대면하여 상담을 받아보는 것이 가장 정확하다.

세 번째는 최근 새로 개발된 두피, 탈모용 촬영 장비인 AFS(Advanced Future System)를 구비한 병원을 찾는 것이 좋다. 이 장비는 턱을 고정해 주는 장치와 함께, 세팅된 명도값으로 촬영할 수 있어서 일정한 각도와 명도로 촬영할 수 있다. 의사가 섬세하지 않더라도 세팅값만 일정하게 유지하면 되기 때문에 보다 정확한 사진으로 경과를 볼 수 있다.

그 외 검사 비용이나 병원까지의 거리 등도 중요한 요소가 될 수 있지만, 치료 경과를 투명하게 보여 주는 병원인지, 의사가 아닌 직원이 경과를 봐 주는 곳은 아닌지 잘 확인해야 한다. 간혹 명도를 조절하거나 블러 효과를 주는 등 치료 전후 사진을 과장하는 곳도 있는데 이런 곳은 반드시 피해야 한다. 효과가 미미함에도 환자로 하여금 고가의 치료를 계속 받게 하려는 눈속임인 경우가 많기 때문이다. 사진으로 경과를 볼 땐 모발을 제외한 배경의 명도 역시 일치하는지 비교해 보는 것이 좋다.

집에서도 할 수 있는
초간단 탈모 진단법

탈모로 의심되지만 시간을 내어 병원을 찾아가기는 어려운 상황이라면? 집에서도 간단하게 해 볼 수 있는 탈모 자가 진단법이 있다. 하나는 두피 현미경을 활용하는 것이고 다른 하나는 모발 당김 검사(hair pulling test)를 해 보는 것이다. 가능한 한 전문가를 만나 진단받는 것이 좋지만 자가 진단으로 탈모의 징후도 함께 체크해 볼 것을 권유드린다.

용닥터 김용빈 원장의 탈모 자가 진단법

⌢⌢⌢

- 하루에 빠지는 모발의 개수가 전에 비해
  2배 이상 늘었다.
- 예전보다 모발이 가늘고 힘이 없어졌다.
- 두피가 자주 가렵고 비듬이 많아졌다.
- 예전보다 두피에 기름이 잘 낀다.
- 헤어라인이나 가르마가 점점 넓어진다.
- 머리카락을 잡고 당기면 쉽게 빠진다.

* 두 가지 이상 해당된다면 탈모가 의심됩니다.
  전문 의료기관에 방문해 주세요.

자, 탈모의 징후를 모두 숙지했으니 보다 확실한 진단을 원한다면 두피 현미경 구매를 추천한다.

인터넷에 두피 현미경을 검색하면 몇만 원대에서 몇십만 원대까지 다양한 제품이 나오는데, 너무 비싼 제품을 구매할 필요는 없다. 몇만 원대 현미경도 충분히 화질이 좋다. 그리고 가능한 배율이 두 가지밖에 없는 현미경보다는 다양한 배율로 촬영이 가능한 제품을 고르자.

마땅한 제품을 찾기가 어렵다면 적어도 'x20' 배율이나 'x50' 배율로 촬영이 가능한 제품을 구매하는 것을 추천한다. 너무 높은 배율로 촬영하면 모발의 밀도, 즉 굵고 건강한 모발인 성모와 가늘어진 모발인 연모의 비율을 판단하기가 어렵기 때문이다.

현미경이 준비되었다면 이제 두피를 들여다보자. 가장 먼저 머리 뒤쪽 후두부 두피를 촬영한다. 후두부의 모발은 탈모의 영향을 받지 않기 때문에 대부분 굵고 건강한 상태를 유지하고 있다. 후두부 모발 촬영을 마쳤다면 이제 탈모가 고민되는 부위를 촬영하여 비교해 보자.

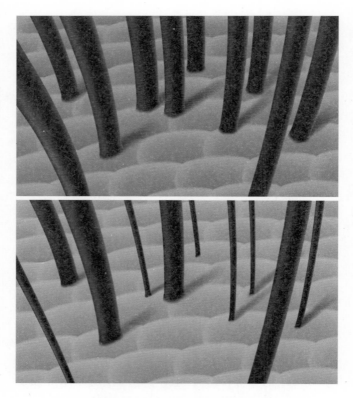

대부분 굵은 후두부 모발 / 연모 비율이 높은 탈모 부위 모발

탈모가 의심되는 부위를 관찰했을 때 화면상 연모의 비율이 약 20퍼센트 이상을 차지한다면 유전형 탈모인 안드로겐성 탈모가 진행되고 있다고 진단할 수 있다.

또는 연모의 비율이 10퍼센트 정도를 차지하는 동시에 자가 진단 테스트에서 두 가지 이상의 탈모 징후가 관찰된다면 역시 안드로겐성 탈모를 의심해보아야 한다. 여기서 주의할 점은, 지루성 두피염 역시 모발을 가늘게 만들 수 있으므로 두피염이 심한 상태라면 두피염을 충분히 치료한 후에 다시 검사하는 것이 좋다는 것이다.

만약 현미경 검사상 이상이 없다면? 모발의 굵기에는 변화가 없으면서 많이 빠지기만 한다면 현미경 검사에서는 특이사항을 보이지 않을 수 있는데, 이런 경우에는 모발 당김 검사를 해 보면 좋다.

모발 당김 검사는 엄지, 검지, 중지, 세 손가락을 사용하여 모발 20~60가닥을 가볍게 잡고 미끄러지듯이 수직으로 당기는 검사법으로 휴지기 탈모를 진단하는 데 용이하다. 이는 머리를 감은 지 24시간이 경과했을 때 유의미한 검사로, 각 부위에서 머리카락이 세 가닥 이상이 빠진다면 유의미한 휴지기 탈모 또는 원형 탈모를 의심해 볼수 있다.

용닥터's TIP

★

이처럼 두피 현미경 검사와 모발 당김 검사에 더하여 병력 청취, 징후까지 종합하여 탈모를 진단합니다. 탈모 진단 후에는 적절한 치료가 따라야 하며, 치료 후에는 적절한 경과 관찰이 따라야 합니다. 약의 용량을 높이거나 낮추는 등 치료 계획이 바뀌는 경우도 적지 않기 때문에 탈모가 고민된다면 가능한 한 전문가와의 상담 및 검사를 통하여 진단을 받으시는 것을 권유드립니다.

○ ○ ○

CHAPTER 3

탈모는 과학이다:
제대로 알아야
덜 빠진다

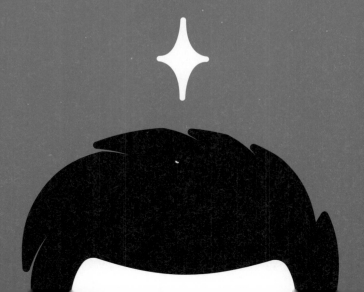

딱 깔끔하게 알아보는
탈모의 원리

외모에 관심이 많은 10대, 20대에게 탈모는 공포와 두려움의 대상이다. 10대의 나도 예외는 아니었는데, 명절에 모인 친척 어르신들과 사촌 형님들의 시원한 머리를 보며 앞으로 찾아올 내 '불안한' 미래를 확신할 수 있었다. 탈모에 대한 공포감은 사춘기를 지나며 점점 더 커졌고 결국 중학생의 어린 나이에 가발가게 사장님(?)께 상담을 받으러 가기도 했다.

하루하루 빠지는 모발의 개수에 일희일비했고 땀을 흘린 날임에도 머리를 감지 않고 잤다가 크게 변을 당하기도 했다. 그만큼 빠진 머리카락을 보는 것이 두려웠고 잘못된 습관이 잘못된 것인 줄도 모른 채 상태는 점점 악화되어 갔다. 막연한 두려움에 빠져 내가 오히려 병을 키웠던 것이다.

여러분이 과거의 나와 같은 실수를 반복하지 않도록, 자신의 상태에 대한 올바른 판단과 대처를 할 수 있도록, 본격적인 치료법을 다루기 전에 먼저 탈모가 진행되는 원리와 과정에 대해서 확실하게 알려 드리고자 한다.

탈모 진행의 원인

탈모 진행에 가장 핵심적인 요소는 '호르몬'이다. 효소의 작용으로 남성호르몬이 DHT(DihydroTestosterone)로 변환되는데, 이 DHT가 모낭을 위축시키고 피지 분비를 자극하여 모발이 점점 가늘어지고 빠지기 시작한다. 두피에 기름이 끼면서 두피염도 심해진다. 모발의 볼륨이 죽으니 스타일링도 어려워진다. 따라서 우리는 결국 남성호르몬 DHT를 제어해야 한다. 뒷 내용에 더 자세히 설명하겠다.

탈모의 진행에 영향을 미치는 또 한 가지 요소는 바로 '노화'다. 여기서 말하는 노화란 과로, 과음, 자외선 노출, 스트레스 등 활성산소의 누적에 따른 자연노화를 의미한다. 노화와 호르몬이 서로 영향을 주고받으며 모낭에 작용하면 모낭은 다시 2차 생산물을 만들어 분비하는데, 이 2차 생산물이 모낭을 위축시키고 모발의 성장을 또 저해한다. 따라서 우리는 스트레스 관리에도 많은 신경을 써야 한다.

DHT는 남성호르몬을 증가시키는 생활 습관을 교정하고 약물 치료를 함으로써 낮게 유지할 수 있고, 노화는 흡연 및 과음, 무리한 운동이나 과로를 하지 않는 등 건전한 생활 습관으로 관리할 수 있다.

좋은 것을 많이 하는 것보다 안 좋은 것을 하지 않는 것이 훨씬 더 중요하다. 탈모의 진행과 악화를 결정 짓는 핵심적인 요소들은 좋지 않은 생활 습관에서 시작된다는 것을 명심해야 한다. 예방과 관리, 치료에 대한 내용은 뒤에서 더 자세하게 다루겠다.

탈모 유형별 진행 과정

탈모는 유형별로 진행 과정이 조금씩 다르다. 탈모 유형은 크게 세 가지로 안드로겐성 탈모, 휴지기 탈모, 원형 탈모로 나뉘며, 각 유형별 진행 과정을 살펴보면 다음과 같다.

- 안드로겐성 탈모

안드로겐성 탈모는 유전적인 소인이 가장 많이 작용하는 탈모 유형으로 남녀 모두에서 가장 흔하다. 적절한 치료가 없다면 흔히 대머리, 민머리 상태까지 진행될 수 있기 때문에 적극적인 치료가 필요하다.

안드로겐성 탈모는 탈락하는 모발의 양도 늘어나지만 모발이 가늘어지는 연모화가 도드라지는 것이 특징이다. 남자는 M자 부위 모발이 약해지면서 헤어라인이 점점 후퇴하거나 정수리 모발이 약해지고 가늘어지면서 두피가 점점 도드라져 보이는 것이 흔한 진행 과정이다. 여성은 가르마를 따라 '크리스마스 트리 패턴'을 그리며 두피가 도드라져 보이는 것이 가장 흔하다.

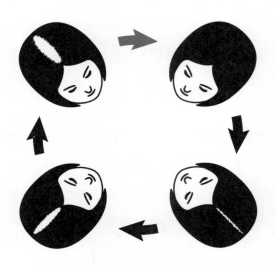

크리스마스 트리 패턴을 그리는 여성 탈모 진행 과정

- 휴지기 탈모

휴지기 탈모는 유전적인 소인보다 환경적인 요인이 크게
작용하는 탈모 유형이다. 모발의 성장기가 짧아지고 휴
지기 모낭의 비율이 동시 다발적으로 높아지면서 나타나
는데, 보통 6개월 이내에 자연 회복이 되지만 원인이 교
정되지 않으면 만성 휴지기 탈모로 진행될 수 있다. 원인
만 잘 찾으면 치료는 어렵지 않은 편이지만 만성 휴지기
탈모로 진행된 경우는 치료의 예후가 좋지 않다. 때문에
증상이 있는 초기에 원인을 찾고 교정하는 것이 무엇보
다 중요하다.

특히 과도한 다이어트, 출산 후 또는 수술 후유증에 따른
영양 부족과 스트레스에 의해 나타나기 쉽다. 약물 부작
용, 갑상선 질환 등 대사 장애를 동반하는 질환이 원인이
되어 나타날 수도 있다. 확산성 원형 탈모증, 안드로겐성
탈모와 감별하여 배제진단하며, 현미경으로 모낭을 관찰
했을 때 곤봉 모양의 모발이 증가하는 특징이 있다.

- 성장기 탈모

성장기 탈모는 모낭세포의 세포분열이 중단되어 모발이 빠지거나 약해지는 탈모 유형이다. 원인 발생 후 몇 주 이내에 급격히 발생하는 탈모 유형이며 항암제, 중금속 중독, 전신 질환 등의 확실한 원인이 존재한다. 휴지기 탈모보다 광범위하고 심하게 진행되는 경우가 많으며 이형성 성장기 모발의 특징을 통한 모낭 소견이 확실하기 때문에 현미경 검사로 쉽게 진단할 수 있다.

- 원형 탈모

원형 탈모는 머리털이 빠져 비어 보이는 원형의 탈모반이 육안으로 명확하게 구분되는 탈모 유형이다. 모발 탈락량이 급격하게 증가하고, 특히 특정 부위의 모발이 쉽게 빠지는 경향이 있다. 과도한 스트레스 등으로 면역이 교란되거나 자가면역 과거력이 있는 사람에서 잘 발생하며 두피 현미경 검사상 느낌표(!) 모양의 모발과 절단된 샤프심 모양, 뾰족한 모양의 모낭이 특징이다. 보통은 원형의 탈모반이 확실히 관찰되기 때문에 진단이 어렵지 않지만, 작은 탈모반이 두피 여러 군데에 생기거나 탈모반이 생기지 않는 미만성 원형 탈모증의 경우라면 진단이 쉽지 않다. 조기에 잘 치료만 한다면 예후는 나쁘지 않다.

용닥터's TIP
★

휴지기 탈모와 성장기 탈모는 특히나 원인 교정이 더 중요합니다. 원인이 제거되면 자연 회복되는데, 짧게는 몇 주에서 길게는 6개월까지 지속될 수 있습니다. 원인이 해결되지 않으면 6개월 이상, 만성 휴지기 탈모로 이어질 수 있으므로 관리에 각별한 주의를 기울여야 합니다.

원인 없는 탈모는 없습니다. 정확한 진단에 따른 적절한 시기의 치료, 원인 해결이 가장 중요합니다. 탈모 치료에도 골든 타임이 있다는 것 늘 잊지 말고, 늦기 전에 의사의 진료를 먼저 받아 보시길 권유드립니다.

02

정말 탈모는
한 대 걸러 유전될까?

나는 탈모 가족력이 확실하다. 할아버지는 말할 것도 없고 큰아버지부터 삼촌들까지 집안 어르신들 대부분 모두 탈모가 심하다. 탈모가 가장 심한 큰아버지는 아들만 두 명이 있는데, 그 사촌형님 두 분은 20대 후반, 30대 초반의 이른 나이에 탈모가 시작되었고, 심지어 한 분은 내가 모발 이식까지 해드렸다. 경험적으로 보더라도 탈모는 한 대가 걸러진다는 건 근거 없는 잘못된 소문이라고 볼 수 있겠다.

자, 이번엔 유전학적으로 접근해 보자. 흔히 탈모는 우성으로 유전된다고 알려져 있다. 부모님 두 분 중 한쪽에서만 탈모 유전자를 물려받아도 탈모가 발현될 가능성이 높다는 것을 의미한다. 친가든 외가든 탈모가 있는 집안이면 자신도 탈모가 될 가능성이 높다.

그래서 우성 유전인 탈모는 유전적으로도 보더라도 한 대를 건너뛰기 어렵다. 운이 좋아 열성 유전자만 물려받는다면 모를까. X염색체, 상염색체 등 탈모에 관여하는 유전자가 다양한 염색체에서 발견되고 있는 만큼, '탈모는 한 대를 거른다'는 말이 잘못된 이야기라는 것이 증명되고 있다.

용닥터's TIP
★

부모님께 탈모 유전자를 물려받았다 하더라도 그 유전자가 항상 발현되는 것은 아닙니다. 유전적으로 동일한 일란성 쌍둥이도 각자 후천적 환경에 따라 운명이 달라지듯이, 탈모 역시 후천적 환경과 생활 습관으로 유전을 극복할 수 있습니다. 탈모의 운명은 노력으로 얼마든지 바꿀 수 있어요. 탈모의 시작을 늦추거나 심지어 시작되지 않게 할 수도 있으니까 평소에 열심히 관리하는 것이 중요합니다.

03

여성 탈모에 대한
두 가지 진실

최근 들어 점점 더 많은 여성 탈모 환자가 진료실을 찾아온다. 여성 탈모와 관련해 흔히 잘못 알려진 사실 하나는 '유전이 없으면 탈모가 생기지 않는다'는 것이고, 또 하나는 '여성 탈모는 탈모 가족력과 무관하다'는 것이다. 이는 대단히 잘못된 정보로, 안드로겐성 탈모, 즉 여성형 탈모역시 가족력과 큰 상관관계가 있으며 물론 유전이 없더라도 생길 수 있다.

그렇다면 여성 탈모의 원인과 기전이 남자와 똑같은데도 불구하고 여성 탈모 환자가 남성보다 적은 이유는 무엇일까? 바로 여성호르몬 때문이다. 여성호르몬은 모발을 굵게 하고 모발의 탈락을 방지하는 등 탈모에 도움을 주는 역할을 한다.

따라서 여성 탈모를 예방하고 싶다면 남성호르몬이 증가하는 것과 동시에 여성호르몬이 감소하는 것을 경계해야 한다. 여성호르몬이 증가하는 임부들은 모발이 건강해지고 탈모가 완화되지만, 여성호르몬이 감소하는 출산 후 또는 갱년기에 흔히 여성 탈모가 시작된다는 점을 미루어 보면 탈모에 있어서 여성호르몬의 중요성을 체감할 수 있다.

종합적으로 볼 때 안드로겐성 여성 탈모 역시 호르몬이 원인이므로 유전의 영향을 많이 받으며, 자식들에게 유전될 수 있다. 실제로도 가족력이 있는 여성에서 탈모 빈도가 더 높다.

물론 아직도 연구되어야 할 부분이 적지 않지만 탈모 가족력이 있다면 더욱이 관심을 갖고 조기에 대처해야 하며, 탈모 가족력이 없더라도 절대 방심하지 말아야 한다. 탈모의 마법은 성별을 가리지 않는다.

CHAPTER 4

탈모약!
치료의 알파이자
오메가

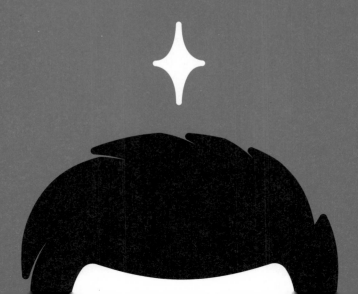

대머리 호르몬 DHT를
잡아야 한다

수많은 탈모 치료 방법 중에서 단연 가장 중요한 치료는 탈모약 복용이다. 다른 치료법이나 생활 습관 교정 이전에, 탈모약 복용이 가장 중요하다. 탈모로 고민하는 남자라면 꼭 탈모약은 복용해 보았으면 좋겠다. 그 이유는 '탈모의 궁극적인 원인'을 제어해 주는 것이 바로 탈모약이기 때문이다. 탈모약을 복용하지 않고 다른 치료만 하는 것은 밑 빠진 독에 물을 붓는 격일 수 있다. 이번 장에서는 탈모약에 대해 먼저 설명하고, 이를 토대로 우리가 할 수 있는 다양한 방법에 대하여 차근차근 이야기해 보겠다.

탈모에 관심이 있는 사람이라면 앞서 간단히 설명한 DHT에 대해 들어 보았을 것이다. 남성호르몬이 혈액을 통해 모낭에 도착하면 '5-알파환원효소'를 만나게 되는데, 이때 이 효소에 의해서 남성호르몬이 DHT로 변한다. 이 DHT가 모낭세포로 들어가면서 모발을 가늘고 빠지게 만드는 것이다. 마침 'D'로 시작되는 이 얄궂은 DHT를 '대머리 호르몬'이라고 이해하면 쉽다.

대머리가 되지 않으려면 우리는 DHT를 없애거나 줄여야 하는데, 이 대머리 호르몬을 줄여주는 게 바로 탈모약이다. 나도 23살부터 지금까지 13년째 꾸준히 복용하고 있고, 효과를 톡톡히 보고 있다. 탈모약 복용을 시작하면서 탈모 고민의 80퍼센트는 해결되었다. 복용한 지 2개월 만에 모발이 두꺼워지기 시작했고 빠지는 모발 개수도 현저히 줄었다. 탈모약 덕분에 탈모에 대한 고민을 한시름 놓았다.

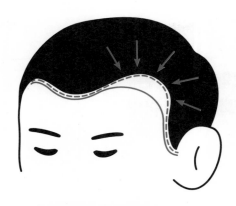

남성형 탈모에 작용하는 탈모약의 효과

운이 좋게도 큰 부작용 없이 지금까지 꾸준히 탈모약을 복용하면서 숨어 있던 자존감이 다시 고개를 내밀고, 인생의 긍정회로가 작동하기 시작했다. 탈모약을 복용하지 않았다면 지금의 나도 없었을 것이다. 결론적으로, 탈모약은 통계적으로 알려진 부작용의 위험과 그 정도에 비하여 효과 등의 이점이 훨씬 크기 때문에 꼭 복용하길 권한다. 그래도 거부감이 드는 사람은 부작용이 거의 없는 바르는 프로페시아인 '핀쥬베'라는 약도 있다. 부디 밑 빠진 독에 물을 붓는 일이 없으시기를 바란다.

탈모약의 두 근본,
프로페시아와 아보다트

프로페시아와 아보다트는 가장 대표적인 탈모약이다. 각각 피나스테리드와 두타스테리드로 그 성분은 서로 다르지만 '대머리 호르몬' DHT를 감소시키는 기전에 있어서 동일한 계통의 약으로 분류된다. 둘 다 좋은 약이지만 약간의 차이가 있는데, 프로페시아는 DHT를 만드는 두 가지 타입의 효소 중 한 가지를 차단하여 DHT를 70퍼센트 감소시켜 주는 반면, 아보다트는 두 가지 효소 모두를 차단하여 DHT를 90퍼센트 감소시켜 준다. 그렇다면 아보다트를 복용하는 것이 더 좋을까? 다음에서 두 가지 약 중 어떤 것을 복용하는 게 더 좋은지 알려 드리겠다.

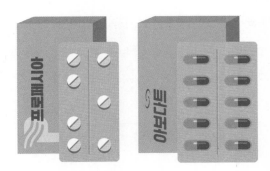

가장 대표적인 탈모약, 프로페시아와 아보다트

Q ☆ 아보다트가 M자 탈모에 효과가 더 좋다는데, 아보다트를 먹어야 할까요?

어쩌다 이런 소문이 퍼져나갔는지는 모르겠지만, 아보다트가 'M자'에 더 좋다는 말을 듣고 아보다트를 복용하는 건 어떨지 문의하는 환자가 종종 있다. 실제로 연구를 통해 프로페시아에 비해 아보다트의 DHT 차단율이 더 높은 것으로 밝혀졌으나 그렇다고 아보다트를 복용하는 것이 더 좋다는 말은 아니다. 참고로 나는 13년간 피나스테리드를 복용해 오고 있는데, 처음 의사가 처방해 준 약이기도 했지만 개인적으로는 두타스테리드를 복용할 때보다 부작용도 없고 효과도 좋았기 때문이다.

프로페시아(피나스테리드) → DHT 70퍼센트 감소
아보다트(두타스테리드) → DHT 90퍼센트 감소

그렇다면 객관적인 데이터는 어떨까? 2022년 〈JAMA〉 피부과학회지에 실린 논문에는 프로페시아와 아보다트 등 탈모 치료제들의 효과에 대한 데이터가 비교 정리되어 있다.[1] 지금까지 두 가지 약물의 효과와 부작용을 비교한 수많은 연구들의 유의미한 결과를 종합 분석한 리뷰 논문이다.

논문의 결과를 보면, 전체 모발 증가량은 아보다트가 가장 좋게 나타났으며 2등을 차지한 프로페시아와 비교해도 제곱센티미터당 평균 7.1개가 더 많았다. 전체적인 효과 면에서 아보다트가 프로페시아보다 우위에 있다고 평가되고 있다. 그래서 프로페시아를 먹다가 효과가 떨어진다고 느낄 경우 아보다트로 처방을 변경하곤 하지만 아보다트가 M자에 특별히 더 효과가 좋은 것은 아니다.

Q ☆ 아보다트가 효과는 좋지만 부작용은 더 심한가요?

나는 두타스테리드를 딱 2개월 복용했는데, 복용하는 동안 피로함과 나른함을 심하게 느꼈고, 머리는 오히려 더 가늘어지면서 빠지는 모발도 점점 늘어났다. 다시 피나스테리드를 복용하자 부작용은 거짓말처럼 사라졌다.

실제로 탈모 커뮤니티를 돌아다녀 보면 아보다트의 부작용을 호소하는 사람이 더 많은 것을 볼 수 있는데, M자에는 아보다트가 더 좋다는 소문처럼 아보다트의 부작용이 더 심하다는 이야기가 오래 전부터 있어 왔다. 과연 객관

적인 데이터는 어떨까? 두 약물의 부작용을 비교한 메타 분석 논문의 결과를 보자.[2]

2019년 1월에 저널 〈Acta Dermato Venereologica〉에 실린 논문으로, 특이한 점은 한국인을 대상으로 한국에서 진행된 연구라는 것이다. 우리가 가장 걱정하는 성(sexual) 관련 부작용에 포커스를 맞추어 연구하였는데, 피나스테리드 복용군 1,882명과 1,869명의 플라시보군을 비교하였고 두타스테리드 복용군 375명과 369명의 플라시보군 각각 별개의 연구 데이터를 비교하였다.

데이터를 분석한 결과, 피나스테리드 복용군에서는 발기력 장애(플라시보군과 비교하여 2배에 가까운 수치(1.99))가 도드라졌는데, 이는 이 논문에서 유일하게 유의미한 데이터였다. 성과 관련된 다른 부작용에서는 통계적 유의성을 보이지 않았다.

아보다트의 DHT 차단율이 프로페시아보다 더 높다고

해서 성과 관련된 부작용도 꼭 높은 건 아니라는 것을 확인할 수 있는 대목이다. 다만 두 약물을 직접 비교한 연구가 아닌 점이 살짝 아쉬운데, 추후 피나스테리드군, 두타스테리드군, 플라시보군으로 나누어 직접 비교하는 연구가 진행된다면 더 정확하고 확실한 데이터를 얻을 수 있을 것이다.

용닥터's TIP

★

지금까지의 데이터만 보면 효과적인 측면에서는 아보다트를 더 우수한 탈모 치료제로 생각할 수 있습니다. 그래서 아보다트를 복용하는 게 더 좋을 것이라 판단할 수 있지만, 두 약물을 직접 비교한 일대일 연구가 아닐뿐더러 우울감이나 피로감, 또는 간 수치의 증가 등 성 관련 부작용을 제외한 다른 부작용에 대해서는 비교된 데이터가 없다는 게 아쉽습니다. 더 중요한 것은 개인의 약물과의 궁합 또한 무시할 수 없다는 것입니다. 따라서 탈모약 복용을 고민 중인 분들이라면 의사와 충분한 상담을 통하여 본인과 잘 맞는 약물을 처방받아 복용하시는 것이 좋습니다.

꼭 비싼 오리지널을
먹을 필요는 없다

대부분의 약물은 오랜 기간 수많은 임상과 연구개발을 거쳐 시장에 출시된다. 이때 처음 출시되는 신약을 오리지널 의약품이라고 부르며, 신약을 개발한 제약회사는 일정 기간 독점 판매 권리를 부여받게 된다. 따라서 신약은 가격이 비쌀 수 밖에 없다.

탈모약의 경우 프로페시아와 아보다트가 각각 피나스테리드 성분과 두타스테리드 성분의 오리지널 의약품이며,

가격이 가장 높은 편에 속한다. 그리고 시간이 흘러 독점 판매 권리 기간이 끝나면 다른 제약회사들이 약을 따라 만들 수 있게 되는데, 이때 제조되는 약들을 복제약 또는 제네릭(generic)이라고 부른다. 제네릭은 대규모 임상이나 투자 없이 오리지널과 동일한 약효를 검증하는 생물학적 동등성 시험만 통과하면 되기 때문에 오리지널보다 가격이 저렴하다. 그래서 나는 제네릭을 복용하고 있다.

Q ☆ 오리지널이 제네릭보다 효과가 더 좋지 않나요?

진료를 보다 보면 둘 중 어떤 걸 먹는 게 좋을지 물어보는 사람이 있는가 하면, 오리지널 의약품, 오직 프로페시아만 처방받기를 고집하는 사람이 있다. 그런 환자를 만날 때마다 늘 이렇게 설명한다. "일반적으로 오리지널에 대한 신뢰도가 더 높지만 탈모약의 경우는 오리지널의 메리트가 크지 않습니다." 그리고 가격이 훨씬 저렴한 제네릭을 추천하곤 한다.

제네릭 역시 효과에 대한 일정 범위 내 검증을 마친 약이기 때문에 꼭 오리지널이 더 좋다고 말하기는 어려울 뿐 아니라, 특히 탈모약 피나스테리드는 오리지널과 제네릭의 가격 차이가 한 달에 2만 원, 많게는 4만 원 정도로 크기 때문에 더욱이 굳이 오리지널을 고집할 메리트는 없다.

한편, 두타스테리드는 오리지널과 제네릭의 가격 차이가 한 달 5천 원에서 1만 원 정도로 크지 않기 때문에 웬만하면 오리지널인 아보다트를 추천하는 편이다. 나의 경우는 처음 5년은 프로페시아를 복용하였지만 경제적 부담 때문에 이후 8년 동안은 제네릭을 복용해 오고 있는데, 더 일찍 바꾸지 않은 걸 후회할 만큼 피나스테리드는 오리지널과 제네릭의 효과 차이가 크지 않다.

04

왠지 두려운 탈모약 부작용, 현명하게 대처하자

진료실을 찾는 환자들 중 일부는 프로페시아나 아보다트 같은 탈모약을 복용하는 것에 극도의 거부감을 가지고 있다. 인터넷 커뮤니티의 편향된 글들의 영향도 있고, 복용 초기에 경험한 부작용으로 생긴 공포감 때문에 복용을 포기하기도 한다. 이번 장은 부작용에 대한 두려움으로 탈모약 복용을 망설이고 있거나 탈모약 복용을 막 시작한 사람들에게 도움이 될 것이다.

아무리 효과가 좋다고 한들, 어떤 약을 복용할 땐 그 약의 부작용을 잘 인지하고 있어야 한다. 언제 어떤 부작용이 나타날 수 있는지 간략하게나마 파악하고 있어야 증상이 있을 때 더 현명하게 대처할 수 있다. 그래서 나는 항상 환자에게 약물의 복용 기간에 따라 생길 수 있는 부작용을 안내한다. 우리가 꼭 기억하고 있어야 하는 탈모약의 부작용에는 어떤 것이 있을까?

첫 번째 부작용은 피로감이다. 피로감은 복용 후 1~2주 사이에 나타나는데, 탈모약을 복용하고 처음 접하는 가장 흔한 부작용이다. 보통 복용한 지 보름이 지나면서 완화되는 경우가 대부분인데, 증상이 한 달 이상 지속된다면 약과의 궁합이 안 맞는 것일 수 있으므로 복용을 중단하거나 다른 약으로 변경을 고려해야 한다. 나는 매일 아침에 한 알씩 프로페시아를 복용한 지 5일 즈음 되었을 때 평소보다 무기력하고 몸이 무겁게 느껴지기 시작했으나 복용 3주차에 접어들면서 그런 증상이 자연스럽게 사라졌다. 복용 후 피로감, 무기력감 등의 부작용으로 불편을 겪고 있다면 저녁 늦게 약을 복용하는 것이 좋다.

두 번째 부작용은 성기능 저하다. 남성들이 가장 걱정하는 부작용으로, 복용 초기부터 다양한 기간에 걸쳐 발생할 수 있지만 주로 복용 초기인 1~3개월 내에 발생한다. 빈도는 매우 드물며 대부분 자연 완화되는 경우가 많아 예후는 나쁘지 않다. 또한 그 원인이 심인성에 있는 경우도 많기 때문에 최대한 긍정적인 마음으로 복용하는 것이 좋다.

단순히 불편한 정도의 증상이라면 지속해서 복용할 것을 권하며, 운동과 함께 실데나필 또는 타다라필 같은 발기부전 치료제를 활용하는 것도 추천한다. 이 경우, 한두 달이내에 증상은 대부분 사라진다. 그러나 생활이 불가능할 만큼 성기능 저하 부작용을 심하게 겪거나 실데나필이나 타다라필 등의 의약품을 동반했음에도 증상이 완화되지 않는 경우라면 탈모약 복용을 중단하는 것이 좋다. 일반적으로 약물 중단 한 달 후면 정상으로 돌아오기 시작하니까 너무 앞서 걱정할 필요는 없다. 뿌리는 탈모약인 핀쥬베라는 좋은 대안도 생겼으니 둘 중 하나는 꼭 사용하자.

2천여 명을 표본으로 한 임상에서 대부분의 성기능 저하는 1~2퍼센트에 그쳤다고 나타났는데, 탈모약 복용군 945명 중 성욕 감퇴를 느낀 사람이 1.8퍼센트로 가장 많았고, 발기부전이 1.3퍼센트, 사정장애가 1.2퍼센트로 가장 적었다.[3] 진료하면서 만나는 환자들을 통계해 보면 이보다 더 높은 수치였던 것 같긴 하지만, 2천 명을 표본으로 진행한 대조군 연구 결과가 훨씬 더 신뢰할 수 있는 데이터일 것이다.

부작용에도 불구하고 탈모약 복용을 추천하는 이유는 바로 탈모약의 효과 때문이다. 탈모약이 가진 효능이 부작용의 리스크를 압도한다. 탈모약에 대해 공부를 많이 한 사람이라면 알겠지만, 탈모약에 대해 알면 알수록 탈모약을 복용하지 않을 이유가 없다.

용닥터's TIP

★

탈모약 복용으로 나른함과 피로감이 찾아온다면 아침보다는 늦은 저녁에 복용하는 것이 좋습니다. 그리고 증상이 사라지면 차츰 본인이 원하는 시간대로 바꾸시면 됩니다. 저는 참고로 점심 식사 후에 한 알씩 챙겨 먹고 있는데, 개인적으로 잊지 않고 가장 잘 챙겨 먹을 수 있는 시간이기도 하고 저녁에 술 약속이 생기더라도 부담 없이 복용할 수 있기 때문입니다.

05

탈모약, 저렴하게 사서
안정적으로 복용하는 법

탈모약은 전문의약품이기 때문에 약을 받기 위해서는 의사의 진료와 처방전이 꼭 필요하다. 그리고 탈모약은 몇년이고 장기 복용해야 하는 약인 만큼 진료비와 약값이 저렴한 곳을 찾는 것이 중요하다. 특히 학생이라면 어떻게든 고정 비용을 줄여야 더 오랜 시간 안정적으로 치료를 진행할 수 있다. 병원마다 기간에 따른 처방비도 다르고 같은 약이라도 약국마다 가격이 많이 다를 수 있는데, 보통 우리는 처방비, 진료비에 약값까지 저렴한 곳을 보통 '성지'라고 부른다. 가장 저렴하기로 유명한 곳은 단연 서울 종로5가의 약국거리다.

나 역시 학창시절 탈모약을 받기 위해 종로로 가곤 했었는데, 전국 각지에서 장기 처방을 받으러 오는 사람들로 붐빌 정도로 처방비와 약값이 매우 저렴했다. 요즘은 종로 외에도 전국 각지의 수많은 병원에서 저렴한 처방비와 약값을 내세워 일명 '성지 마케팅'을 하고 있으며 시간이 갈수록, 경쟁이 심해질수록, 처방비와 약 가격은 저렴해지고 있다.

탈모의 경우, 초진은 꼭 의사를 대면한 검사와 진료를 통해 정확한 진단과 처방을 받는 것이 좋다. 또한 치료를 시작하고 6개월에서 1년은 담당 의사를 대면하여 치료 경과를 보자. 반면에 효과가 있고 모발 상태가 잘 유지된다면 굳이 병원을 자주 내원하지 않아도 되고, 시간과 진료비 절감을 위해서라도 1년 단위로 장기 처방을 받는 것이 좋다.

임신을 준비한다면
꼭 알아 둘 탈모약 상식

종종 오랜 기간 잘 관리하고 유지하던 환자들이 갑자기 머리가 휑해져서 찾아오곤 한다. 휑해진 이유는 바로 탈모약 복용을 중단했기 때문인데, 생각보다 정말 많은 남성 환자들이 2세 준비에 앞서 탈모약을 중단한다.

임신이 잘 안 될 까봐….

기형아를 낳을 수도 있다고 해서….

임신을 준비하면서 막연히 탈모약을 중단하는 것은 옳지 않다. 이런 저런 이유들로 휑해진 머리와 함께 나타난 환자를 보면 마음이 아프다. 탈모약을 복용 중인 동시에 임신을 계획하고 있는 남성이라면 본격적인 준비에 들어가기에 앞서 정자 검사를 먼저 받아볼 것을 권한다. 그리고 검사 결과 정자에 문제가 없다면 탈모약 복용을 중단할 필요는 없다. 나도 2세를 준비하는 중이지만 약은 꾸준히 복용하고 있다. 아래에 탈모약과 임신에 대한 질의 응답을 정리하였으니 꼭 한번 읽어 보길 바란다.

Q ☆ 기형아 출산의 위험이 있지 않나요?

임신한 원숭이에게 고농도 탈모약 성분을 정맥 투여한 연구를 다룬 논문을 보면, 피나스테리드가 주입된 암컷 원숭이들에서 태어난 새끼 수컷 원숭이들에서 성기 기형이 유의미하게 관찰되었다.[4] 따라서 '탈모약 성분이 기형아 출산의 원인이 될 수 있다'는 명제는 성립하며, 인간에게도 적용이 된다. 하지만 이 연구 결과를 근거로 애초에 가임기 여성은 탈모약을 처방받을 수 없으며 복용도 금지되어 있다. 따라서 가임기 여성이 탈모약을 복용하는 것은 문제가 될 수 있으나 남성이 복용하는 것은 전혀 문제될 것이 없다.

한 여성이 2.5mg의 피나스테리드를 복용하는 중에 덜컥 남자 아이를 임신하게 되었지만 건강하고 지극히 정상적인 아이를 출산하였다는 사례 보고도 있다.[5] 그럼에도 가임기 여성은 탈모약 복용 금기 대상이므로 절대 복용해선 안 된다.

Q ☆ 탈모약 성분이 입이나 정액을 통해 여성에게 전달될 수 있지 않나요?

피나스테리드 1mg을 복용하는 남성 35명을 대상으로 정액 내 피나스테리드 수치를 측정한 논문이 있다.[6] 6주간 매일 평가하였고, 거의 0에 가까운 연구 결과를 보였다. 과학적으로 여성에게 영향을 주지 않는 농도보다도 750배

더 낮은 양이 검출되었다는 것이다. 객관적으로 수치화될 수 있는 연구 결과이므로 신뢰할 수 있으며, 따라서 정액으로 탈모약 성분이 전달되는 것은 걱정하지 않아도 된다. 또한 탈모약은 기본적인 코팅이 되어 있으며 씹어먹는 게 아닌 물과 함께 삼켜서 복용하는 약이므로 입을 통해 전달되는 것 역시 전혀 걱정하지 않아도 된다. 따라서 남성이 복용하는 것은 전혀 문제될 것이 없다. 확실한 문제는, 빠지는 우리의 머리다.

Q ✿ 임산부가 탈모약을 만지는 것은 문제가 되지 않나요?

탈모약은 기본적인 코팅이 되어 있다. 따라서 잠깐의 접촉으로 인한 피부 흡수는 없다고 보면 된다. 심지어 알약 하나씩 개별 포장되어 있어서 더 안전하다. 애초에 여성이 탈모약을 개봉하여 만질 이유도 없고 이론적으로도 임상적으로도 단 하나의 사례도 보고되지 않았다. 그럼에도 불구하고 가임기 여성이라면 먹지도 만지지도 않도록 하자. 안전한 게 최고다.

Q ☆ 저는 프로스카정을 쪼개 먹는데, 이런 경우도 괜찮나요?

간혹 비용 절감을 위해 전립선비대증 치료제인 프로스카
정을 쪼개 먹는 분들이 있다. 이런 경우는 코팅된 약을 쪼
갠 상태이기 때문에 코팅되지 않은 단면이 노출되어 위
험할 수 있다. 가루가 날리면서 여성의 호흡기로 들어가
기 쉽고 접촉을 통해 피부로 흡수될 가능성도 있다. 또한
남성의 입 안에 잔여물이 남아 입을 통해 여성에게 전달
될 가능성도 있다. 여자친구 또는 아내의 안전을 위해 피
나스테리드 1mg 정식 탈모 치료제를 복용하자.

Q ☆ 정액량이 줄고 묽어진 것 같은데,
난임의 원인이 되진 않을까요?

이 부분은 나도 걱정을 했던 부분이다. 실제로 약을 복용
하면서 정액량이 많이 줄었고, 정액량이 줄면서 정자까
지 나빠진 것은 아닐지, 임신을 하는 데 문제는 없을지 고
민이 많았다. 비뇨의학과 진료를 받으면서 이런 고민은

해결되었는데, 정액이 줄면서 정자의 농도가 높아졌을 뿐 정자 건강에는 전혀 문제가 없었다. 그래서 정액량이 줄어든다고 해서 임신에 전혀 문제될 것이 없다고 한다. 다만 간혹 정자 수가 줄어드는 경우도 있을 수 있는데, 정자 검사 결과 정자 수나 정자 건강에 문제가 있다면 탈모약 중단을 고려하는 것이 좋다.

탈모약을 10년 복용한 후 정액량과 정자 수가 줄어든 남성이 탈모약을 중단하고 며칠이 지나자 정액량이 정상으로 돌아왔고, 정자 수도 중단 4개월 후부터 정상으로 돌아왔다. 그리고 중단 5개월 차에 임신하여 건강한 아이를 낳았다는 사례 보고가 있다.[7]

용닥터's TIP

★

종합하면, 임신을 준비하기 앞서 미리 비뇨의학과 정자 검사를 받아 보는 것이 좋습니다. 결과에 이상이 있다면 탈모약을 중단하는 것이 좋겠고, 그 외 임신을 준비하며 탈모약을 중단할 필요는 없습니다. 요즘 여러 가지 이유로 난임 부부가 많아지고 있습니다. 임신이 계획대로 바로 되면 다행이겠지만 임신에 성공하기까지 시간이 많이 필요할 수도 있기 때문에 결국 애꿎은 머리카락만 잃게 될 수도 있습니다. 특별한 이상이 없다면 함부로 복용을 중단하지 마세요.

○ ● ○

CHAPTER 5

미녹시딜!
남녀노소 효과 좋은
필수 치료제

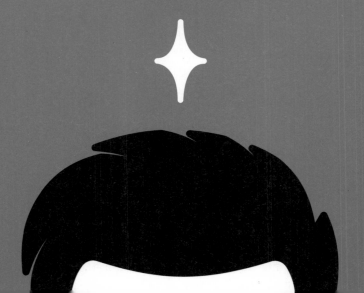

솔직히 미녹시딜은
꼭 발라야 하는 이유

탈모약 복용 2년 차, 나름 풍성하게 유지되던 내 모발이 갑자기 무너져 내리기 시작했다. 말 그대로 모발이 실처럼 가늘어지면서 볼륨도 확연히 죽어 버렸다. 두피염 치료를 위해 복용했던 로아큐탄이라는 약이 이 사태의 원인이었는데, 그때 이런 저런 방법을 시도해 보던 중 가장 효과가 있었던 것이 바로 미녹시딜이었다.

미녹시딜은 지옥 같았던 시기에 한 줄기 희망이었다. 미녹시딜이 아니었다면 탈모가 악화되는 건 물론이고 심리적으로도 훨씬 위축되지 않았을까.

미녹시딜은 탈모로 고민이 있다면 꼭 사용하면 좋은 치료제 중 하나로, 내가 탈모약 다음으로 가장 추천하는 치료제다. 미녹시딜의 여러 가지 작용 기전에 대한 이야기가 오가고 있지만 가장 확실한 기전은 '혈관의 확장'이다. 모발 고민이 있는 부위에 미녹시딜을 바르면 해당 부위의 두피 혈관이 확장되면서 모낭으로 가는 혈행이 개선된다. 영양소와 산소가 풍부하게 공급되면서 모낭을 건강하게 해 굵고 튼튼한 모발로 회복시켜 주는 것이다.

탈모약이 밑 빠진 독을 막아 주는 역할이라면, 미녹시딜은 독에 물을 가득 채워 넣는 역할이라 생각하면 된다. 효과와 안전성이 입증된 FDA 승인 탈모 치료제일뿐더러 안드로겐성 탈모 외에도 휴지기 탈모, 원형 탈모 모두에 효과를 보이는 치료제라는 것이 가장 큰 장점이다.

미녹시딜은 의사의 처방 없이 가까운 약국에서 바로 구매할 수 있다. 남녀노소 미녹시딜의 효과를 최대로 느끼고 싶다면 미녹시딜 5퍼센트를 아침저녁 하루 2회, 최소 4개월 이상 꾸준히 바르는 것을 추천한다.

이렇게 발라야 효과 만점!
미녹시딜 올바르게 바르는 법

'쉐딩 현상'이란 탈모를 치료하는 과정에서 기존 휴지기에 있던 모발이 일시적으로 탈락하는 현상으로, 미녹시딜을 먹거나 바르는 초기에 가장 흔히 나타난다. 그래서 미녹시딜 도포를 시작하는 사람들이 가장 걱정하는 것 중 하나다. 나도 많이 바를수록 더 효과가 좋을 것이라 생각하여 흥건하게 뿌려 발랐다가 이내 급격히 빠지는 머리카락들 때문에 도포를 중단했던 기억이 있다.

쉐딩 현상이 올 수 있음을 머리로 미리 알고 있었다 해도 막상 경험하게 되면 심적으로 불안해진다. 그래서 나는 늘 환자들에게 처음부터 많이 바르지 말고 소량으로 시작하여 차츰 양을 늘려 갈 것을 당부한다. 2주를 주기로 잡고 도포량을 조금씩 늘려 간다면 최소한의 쉐딩으로 최대의 효과까지 소프트 랜딩할 수 있을 것이다.

바르는 미녹시딜의 부작용

미녹시딜을 시작하는 사람들이 또 한 가지 걱정하는 것은 바로 부작용이다. 바르는 미녹시딜의 경우, 탈모가 있는 국소 부위에만 바르기 때문에 크게 걱정할 만한 전신 부작용은 없는 편이지만 사람에 따라 두피염, 트러블 등으로 두피 가려움 증상이 있을 수 있고, 드물게 수염이 굵어진다거나 하는 다모증이나 눈이 뻑뻑해지는 등의 안구 건조, 안압 증가를 경험하기도 한다.

첫 번째로 언급한 두피, 피부 가려움 등의 부작용은 주로 액상형 미녹시딜에 함유된, 알레르기 유발 성분으로 알려진 프로필렌글리콜이 흔한 원인이다. 사람에 따라 접촉성 피부염도 유발할 수 있는 물질이기 때문에 반복하여 도포할 경우 가려움, 심할 경우 따가움 등의 증상이 나타날 수 있다. 나 역시 액상형 미녹시딜을 바른 후 알레르기 반응과 함께 두피 가려움, 비듬 등 두피염 증상이 악화되었던 기억이 있는데, 증상이 가라앉을 때까지 중단하였다가 다시 시도해 보았지만 증상은 또 다시 악화될 뿐이었다.

결국 액상형 미녹시딜은 사용을 중단하고 그 대신 뒤에 설명할 거품형 미녹시딜을 구매하였다. 처음 사용했던 커클랜드폼에는 여전히 같은 증상을 보였지만 로게인폼에는 다행히 아무런 자극과 반응도 보이지 않았다. 로게인폼으로 정착하고 난 후 지금까지 10년이 넘는 기간 동안 꾸준히 사용하고 있다. 미녹시딜 사용이 절실했던 나에게 로게인폼이 구원의 손길을 내밀어 준 것이다. 따라서 두피가 예민하거나 민감하지 않은 사람이라면 아마 액상형 미녹시딜도 무난하게 사용할 수 있을 것이라 생각되지만 나처럼 예민한 두피를 가진 사람이라면 로게인 폼 같은 거품형 미녹시딜이 좋은 선택지가 될 수 있다.

두 번째로 언급한 다모증, 안구 건조, 안압 증가 등의 부작용은 대부분 미녹시딜을 도포할 때 한번에 너무 많은 양을 사용하거나 너무 눈과 가까운 부위에 사용한 것이 원인이 되는 경우가 많다. 처음부터 지나치게 과량 사용하는 것을 지양해야 하고, 눈과 가까운 부위에 사용하는 것은 최대한 피해야 한다. 사람에 따라서는 소량에도 민감하게 반응하는 경우도 있기 때문에 사용량에 상관 없이 일단 부작용이 나타나면 사용량을 줄이거나 중단해야 한다.

용닥터's TIP

★

미녹시딜은 많이 바른다고 해서 효과가 더 좋다는 근거는 없어요. 무엇보다 탈모 진행 부위 전체에 걸쳐 얇게 펴바르듯 적정량을 지키며 바르는 것이 중요합니다. 가려움 등 피부과적인 부작용이 나타난다면 일주일 정도 사용을 중단한 후 호전된 상태에서 다시 사용해 보아야 하고, 증상이 반복된다면 그때는 중단하는 것이 맞습니다. 액상형 미녹시딜보다 거품형 미녹시딜이 가려움 등의 부작용이 적은 경우가 많으니 이 점도 참고하시면 도움이 많이 될 겁니다.

액상형과 거품형,
무엇을 발라야 할까?

바르는 미녹시딜은 액상형과 거품형으로 크게 두 가지
타입으로 나뉜다. 타입마다 사용감, 바르는 방법, 가격 등
특징이 다르고 장단점이 명확하게 구분된다.

액상형은 흔히 스프레이, 스포이트 또는 물파스 타입으
로 도포하는, 말 그대로 액상 제형의 미녹시딜이다. 제품
도 다양하고 약국에서 가장 흔히 찾을 수 있는 타입이기
때문에 나도 가장 먼저 접했던 미녹시딜이 바로 액상형

이었다. 액상형의 장점은 전국 어디서든 구하기가 쉽고 그만큼 가격 메리트가 있다는 점, 그리고 스프레이, 스포이트 키트를 사용하여 편하게 도포할 수 있다는 점이다.

반면 액상형은 단점도 확실하다. 프로필렌글리콜을 함유하고 있어 두피 가려움이나 자극을 느낄 가능성이 비교적 높고, 또 사용감에 있어서 끈적함이 동반될 수 있다. 개인적으로는 액상형의 장점보다 단점이 더 크게 다가왔는데, 가렵고 두피가 악화된 것도 불편했지만 액상형을 바르고 나가면 소위 머리가 '떡져서' 오히려 탈모가 더 부각되어 보이는 것이 가장 불편했다. 아마 액상형을 사용해 본 사람이라면 공감할 것이다.

실제로 진료실에서 만나는 수많은 탈모 환자 역시 액상형의 이런 끈적함에 대해 불편감을 호소한다. 나는 액상형의 대안으로 커클랜드폼, 로게인폼 같은 거품형 미녹시딜을 적극 추천하고 있다.

거품형 미녹시딜은 말 그대로 거품 제형으로 되어 있어 끈적임이 없고 사용감이 산뜻하다는 특징이 있다. 프로 필렌글리콜도 없기 때문에 가려움 등 알레르기 반응을 보이는 경우도 극히 드물다. 그래서 사용감에 대한 만족 도가 높은 편이다. 반면 액상형보다 바르기가 살짝 불편 하다는 게 유일한 단점인데, 주둥이가 긴 시럽 물약 공병 에 넣어 사용하면 조금 더 편하게 사용할 수 있다. 가격은 거품형이 액상형보다 조금 더 비싸다.

하지만 사용자 입장에서는 장점이 훨씬 크게 와닿기 때 문에 환자들에게도 늘 거품형 미녹시딜을 적극 추천한 다. 대표적인 거품형 미녹시딜 제품군에는 커클랜드폼과 로게인폼이 있는데, 커클랜드폼은 국내에는 구매할 수 있는 곳이 없기 때문에 해외 직구를 해야 한다는 번거로 움이 있다. 가격은 커클랜드폼이 저렴하지만 구매 과정 이 복잡한 반면, 로게인폼은 국내 약국에서도 쉽고 편하 게 구할 수 있기 때문에 나는 로게인폼을 적극 추천한다.

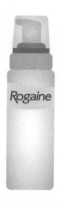

대표적인 거품형 미녹시딜, 로게인폼

정리하면, 액상형은 가격이 저렴하고 스포이트, 스프레이 등의 키트로 바르기가 편하다는 장점이 있지만, 프로필렌글리콜 함유로 알레르기의 원인이 될 수 있고, 끈적임과 떡짐 등 사용감에서 만족도가 낮다. 거품형은 프로필렌글리콜이 함유되지 않아 알레르기를 유발하는 일이 드물고, 끈적임이 없어 사용감이 좋으나 가격이 조금 더 비싸고 액상형에 비해 바르기 어려울 수 있다는 것이 단점이다.

04

바르는 게 어려우면,
먹는 미녹시딜!

액상형과 거품형 미녹시딜 두 가지 제품들에 모두 알레르기 반응을 보이거나, 탈모 범위가 너무 광범위하여 매번 바르는 것이 어렵고 소홀하게 된다면 먹는 미녹시딜인 경구용 미녹시딜이 좋은 선택지가 될 수 있다. 아침저녁으로 하루 두 번 바를 필요 없이 간단하게 물과 함께 삼키면 되기 때문에 바르는 미녹시딜보다 더 쉽게 친해질 수 있고 더 쉽게 효과를 볼 수 있다. 가격적인 접근성도 바르는 미녹시딜보다 더 좋고 실제로 환자들의 만족도도

꽤 높다. 다만 바르는 미녹시딜과 달리 먹는 미녹시딜은
의사의 처방이 필요하다.

먹는 미녹시딜은 고혈압 치료제로 분류되는데, 애초에
바르는 미녹시딜 또한 고혈압 환자의 모발이 굵어지는
부작용에 착안하여 공식 탈모 치료제로 개발된 것이다.
그런데 몇 년 전부터는 탈모 치료에 경구용 미녹시딜을
저용량으로 처방할 때의 효과를 다룬 관련 논문들이 축
적되고 있고, 데이터가 쌓일수록 경구용 미녹시딜의 안
전성과 부작용 대비 효과가 좋고 복용이 편리한 점 등을
이유로 점차 사용 빈도가 높아지고 있다.

나도 먹는 미녹시딜을 5개월 정도 복용한 경험이 있는데,
확실히 바르는 미녹시딜보다 체감 효과가 좋았고 주변에
서 머리숱이 풍성해졌다는 소리까지 종종 듣곤 했다. 그
만큼 먹는 미녹시딜은 탈모 치료 효과가 우수하며 이는
객관성있는 여러 연구를 통해서도 검증되었다. 피부과학
저널 〈JAMA〉의 메타분석 논문에 따르면, 여러 많은 탈

모 치료제 중에 먹는 미녹시딜 5mg 복용군에서 성모의 개수 증가가 가장 도드라졌다.[B] 탈모 치료 평가에서 가장 중요한 것이 성모의 개수 증가인 만큼 먹는 미녹시딜의 탈모 치료 효과는 아주 우수하다.

먹는 미녹시딜로 탈모를 치료할 때 가장 중요한 것은 바로 용량이다. 부작용은 적은 동시에 효과는 좋은 적절한 용량을 설정해야 하는데, 지금까지 연구된 바 1.25mg에서 5mg 사이의 용량이 가장 이상적이다. 본래 고혈압 치료를 목적으로 미녹시딜을 처방할 땐 10mg 이상의 용량을 처방하지만 탈모 치료가 목적이라면 저용량으로도 충분히 탈모 개선 효과를 볼 수 있으므로 최대 5mg은 넘기지 않는 것이 좋다. 국내에서 처방되는 먹는 미녹시딜의 경우 한 알이 5mg에 해당하며, 보통 1.25mg, 2.5mg을 시작 용량으로 설정한다.

앞서 언급한 것처럼 먹는 미녹시딜이 이렇게 치료 효과가 우수함에도 불구하고 의사들이 아직 잘 활용하지 않는 이유는 무엇일까? 그것은 바로 부작용 때문이다. 부작용이 심각해서 부작용 대비 효과가 떨어지기 때문에 그런 것이 아니라, 고혈압 치료 목적으로만 정식 허가된 약품이기 때문에 탈모 치료 목적으로 처방할 땐 약품 허가 내용대로 사용하지 않는 '오프라벨(off-label)'로 처방해야 하기 때문이다. 따라서 행여나 부작용에 대한 문제가 생겼을 시 의사가 져야 하는 책임의 정도가 굉장히 커진다.

참고로 저용량 미녹시딜 복용에 따른 부작용은 저명한 미국 피부과학회지에 데이터로 잘 기록되어 있는데, 1,404명의 먹는 미녹시딜 복용군(평균 용량 1.63mg, 평균 복용기간 7.9개월)을 분석해 본 결과, 가장 흔한 부작용은 다모증과 두통이었고, 부작용의 예후는 대부분 좋았다. [9]

다모증은 보통 복용 2~3개월 차에 나타나기 시작하여 지속되는 반면, 두통은 복용 1~2주 차에 간헐적으로 나타나다가 사라지는 양상을 보였다. 그러나 한 가지 걱정할 만한 지점은 유의미한 부작용이 될 수 있는 부종이 드물

게 나타났다는 것인데, 혹여 얼굴, 팔다리가 붓거나 숨이
차는 등의 증상이 지속된다면 용량을 낮추거나 복용을
중단하는 것이 바람직하다.

나도 얼굴이 붓는 부종 때문에 5개월 만에 복용을 중단했
고, 거짓말처럼 중단 후 일주일 이내에 정상으로 돌아왔
다. 어쨌든 대체로 경미한 부작용에 예후 역시 좋지만 언
제 어떤 부작용이 생길 수 있는지는 알고 있어야 하며, 생
활에 불편할 정도의 유의미한 부작용이 지속된다면 약물
의 용량을 줄이거나 복용을 중단할 필요가 있다는 것도
명심해야 한다.

이러한 데이터들이 시간이 갈수록 쌓이면서 먹는 미녹시
딜을 처방하는 병원들 역시 점차 늘어나고 있다. 탈모 범
위가 광범위하거나 바르는 미녹시딜로 효과가 부족하다
면 먹는 미녹시딜이 좋은 선택지가 될 수 있다.

05

갑자기 미녹시딜을
중단해도 될까

미녹시딜로 어느 정도 효과를 본 이후에 많은 분들이 고민하게 되는 것은 과연 이걸 언제까지 사용하거나 복용해야 하냐는 것이다.

언제까지 사용해야 할까?
충분히 좋아졌는데…. 이제 중단하면 안 될까?

미녹시딜은 모낭으로 가는 혈류를 높여 주는 역할을 하

는 만큼, 갑자기 중단하게 되면 모낭으로 잘 가던 혈류가 다시 줄어들게 된다. 미녹시딜의 효과로 다시 굵어지고 살아났던 모발들이 점차 시들시들해지면서 약해지게 되고 탈모는 악화의 길을 걷게 된다.

쉽게 생각하면, 미녹시딜을 중단하는 순간부터 휴지기 탈모가 시작된다고 보면 된다. 그렇다면 중단 후 어느 정도까지 안 좋아지게 되는 것일까? 실제로 미녹시딜을 사용하다가 중단할 경우 어떤 변화가 생기는지 알아보기 위해 진행된 연구가 있다.[10]

1987년 미국 피부과학회지에 미녹시딜로 탈모를 치료하던 환자들을 대상으로 진행된 미녹시딜 중단 연구 논문이 실렸다. 총 10명이 연구에 참여했고, 미녹시딜 중단 후 2개월마다 단위면적당 모발의 개수를 평가했다. 연구 결과는 의외였는데, 중단하자마자 급격하게 빠지는 환자도 있었고 큰 변화 없이 유지되다가 빠지는 환자, 변화가 아예 없는 환자도 있었다.

결론은 미녹시딜로 효과를 많이 본 사람은 6개월 이내에 다시 치료 전 상태로, 즉 미녹시딜의 효과를 보기 전의 상태로 돌아갔으며 애초에 미녹시딜 효과를 거의 보지 못했던 사람은 미녹시딜 중단 후에도 아무 변화가 없었다. 일반적인 휴지기 탈모의 진행 기간이 길어야 6개월인 것처럼 미녹시딜 중단에 의해 진행되는 탈모 역시 기준점이 6개월인 것으로 해석된다.

이런 맥락에서 휴지기 탈모의 원인이 해결되면 다시 증상이 개선되는 것과 같은 이치로, 늦지 않게 다시 미녹시딜을 사용한다면 대부분 다시 회복이 가능하다. 따라서 머리털을 포기하기 전까지 미녹시딜은 꾸준히 사용하는 게 좋으며 가장 효과적이고 올바른 방법으로 오래오래 사용할 것을 권한다.

저는 미녹시딜에 효과가 없어요.
왜죠?

종종 미녹시딜을 충분한 기간 동안 열심히 사용했음에도
전혀 효과를 보지 못했다는 환자를 만나곤 하는데, 하루
는 20대 중반의 여성 환자가 진료실을 찾아왔다.

4개월 정도 열심히 발랐는데, 효과가 없어요.
주사 치료를 해 봐야 할까요?

환자가 걱정 가득한 표정으로 내게 묻는다.

미녹시딜 바를 때 어떻게 바르셨어요?

양은 충분히 바르세요?

미녹시딜에 효과가 없다는 답을 들었을 때 늘 환자에게 던지는 질문이다. 알고 보니 이 환자는 면봉으로 미녹시딜을 바르고 있었는데, 면봉으로 바르지 말 것을 당부하며 올바른 사용법을 알려 주었다. 몇 개월 후, 환자는 내가 권유한 대로 생활 습관도 바꾸고 미녹시딜도 제대로 잘 발라서 그런지 많이 좋아졌다며 감사 인사를 보내 왔다. 실제로 보니 가르마가 훤히 비쳐 보이던 것이 이제는 전혀 비쳐 보이지 않았다.

미녹시딜에 효과가 없다고 느끼는 사람은 바르는 방법이 잘못된 것은 아닌지, 제대로 잘 바르고 있다면 바르는 양이 부족한 것은 아닌지 확인해 보는 것이 필요하다.

물론, 올바른 방법으로 충분한 양을 바르는데도 불구하고 효과가 없는 경우도 있다. 미녹시딜은 흡수되어 바로 모낭에 작용하는 것이 아니라 전구체 형태로 흡수된 후 모낭에서 활성형으로 전환된다. 이때 미녹시딜을 활성형으로 전환해 주는 효소를 황산전달효소(sulfotransferase)라 부르는데, 드물지만 이 황산전달효소가 부족한 사람은 미녹시딜이 효과가 없을 수도 있다.

마지막으로, 원래 효과가 미미한 헤어라인 부근에 바른 경우나 두피염이 방치되면서 오히려 모발 굵기가 감소하여 효과가 없어 보이는 경우도 있다. 따라서 미녹시딜을 바른 후 가려움이나 홍반, 각질 등이 생기기 시작한다면 당장 도포를 중단하고 전문가와 상의하는 것이 좋다.

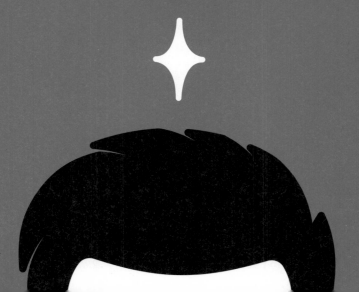

CHAPTER 6

○ ○ ○

탈모와 두피염,
두 마리 토끼를 잡자

탈모와 두피염이라는
'머리' 아픈 친구

두피염은 피지 분비가 왕성한 사춘기나 안드로겐성 탈모가 시작될 무렵에 시작되거나 악화되기 쉽다. 나는 초등학교 5학년에 사춘기가 시작되었는데, 남들보다 조금 이른 나이에 피지 분비가 많아지면서 일찍부터 여드름이 많이 나기 시작했다. 중학교 2학년이 되면서는 지루성 두피염 치료를 위해 병원을 다녀야 했고, 그때 시작된 두피염이 지금까지 지속되고 있다.

나처럼 이렇게 사춘기가 시작되면서 두피염이 처음 생기는 사람도 있지만, 탈모가 진행되면서 생기는 경우도 많다. 탈모는 모낭과 피지샘이 남성호르몬의 일종인 DHT에 민감해지면서 시작되는데, 이때 DHT의 자극을 받은 피지샘은 피지를 더 왕성하게 분비하기 시작한다. 따라서 남자든 여자든 안드로겐성 탈모가 시작되면서 지루성 두피를 동반하게 되는 경우가 흔하다.

지루성 두피로 두피염이 동반되면 모발이 가늘어지고 심할 경우 모발이 다시 자라지 않을 수도 있기 때문에 꼭 같이 치료하고 관리해야 한다. 탈모도 두피염을 악화시킬 수 있고, 두피염 역시 탈모를 유발하거나 악화시킬 수 있다. 둘 중 하나가 무너지면 다른 하나도 따라 무너지기 쉽기 때문에 나도 늘 두 마리의 토끼를 잡기 위해 철저히 관리해 오며 노력하고 있다.

21년 차 환자의
두피염 치료법 총정리

나는 15살에 처음 지루성 두피염을 진단받았고, 탈모는 23살에 처음 진단받았다. 이번 주제에서는 21년 차 두피염 환자이자 탈모 전문 의사인 내가 하고 있는 관리법 및 치료법을 그대로 공유해 보고자 한다.

첫 번째, 안드로겐성 탈모를 진단받았다면
탈모약은 반드시 복용해야 한다

피나스테리드, 두타스테리드 같은 탈모약은 체내 DHT의 생성을 억제하는 역할을 하기 때문에 모낭과 피지샘이 DHT의 영향을 받는 것을 줄여 준다. 모발이 굵어지고 모발 빠짐 역시 호전되면서 피지 분비가 줄어드는 효과도 기대해 볼 수 있다. 탈모약 하나만으로도 건강한 모발과 두피를 기대할 수 있으므로 탈모약은 반드시 복용하는 것이 좋다.

두 번째, 약용 샴푸를 사용해야 한다

두피염의 궁극적인 원인은 말라세지아 곰팡이균의 과다 증식인데, 말라세지아균은 피부의 피지를 먹고 살기 때문에 피지 분비가 많아지면 두피염이 동반되기 쉽다. 따라서 말라세지아균 등 두피염의 원인이 될 수 있는 곰팡이균을 억제해 주는 샴푸를 사용해야 한다. 대표적인 약용 샴푸에는 니조랄, 노비프록스, 진크피 등이 있으며 의사의 처방 없이 약국에서 구매할 수 있으니 비듬, 두피염 등이 고민이라면 반드시 사용하는 것이 좋다.

증상이 심할 땐 주 2회, 양호할 땐 주 1회 또는 2주 1회 정도로 조절하면서 사용하면 되고, 사용할 땐 샴푸 후 거품을 낸 채 3분 정도 방치해 두었다가 헹구어 내면 된다. 거품 및 세정이 부족하다면 일반 샴푸로 가볍게 1차 세정을 한 후 사용하는 것을 권한다. 사용 후에는 머리가 뻑뻑할 수 있으니 불편하다면 트리트먼트로 마무리해도 무방하다.

그렇다면 이런 약용 샴푸들 중 어떤 샴푸를 쓰는 게 가장 좋을까? 단연코 제일 효과가 좋은 것은 시클로피록스 성분의 노비프록스, 세비프록스 등 프록스 계통의 항진균제 샴푸다. 케토코나졸 성분의 니조랄 역시 효과가 가장 좋은 샴푸 중 하나지만, 비교 연구 논문을 보면 케토코나졸 2% 샴푸(니조랄) 보다 시클로피록스 1.5% 샴푸(노비프록스)에 대한 환자들의 만족도가 유의미하게 더 높았다.[11] 셀레늄 설파이드 성분의 '헤드앤숄더 클리니컬 스트렝스 샴푸'도 효과가 좋기로 유명한데, 어떤 샴푸든 본인과 잘 맞는 샴푸를 찾는 것이 좋다. 나는 참고로 노비프록스를 주로 사용하고 있다.

마지막으로, 항생제보다 그 빈도는 덜하지만 항진균제 역시 내성의 가능성이 있다. 잘 사용하던 케토코나졸 성분에 효과가 떨어지기 시작한다면 시클로피록스 샴푸 등 다른 성분의 항진균제로 변경해보는 것이 좋다. 따라서 증상이 완화된 후에는 사용 빈도를 줄이는 것이 좋으며 2주 1회 또는 월 1회 유지요법을 추천한다.

세 번째, 항히스타민제를 활용하자

두피염 증상 중 가장 흔하고 불편한 것은 바로 가려움이다. 가려움 자체가 주는 불편함도 크지만, 가려워서 손을 대거나 긁는 것이 더 큰 문제다. 나는 두피가 전반적으로 가렵기 시작하면 항히스타민제를 복용한다. 두피염으로 가려움이 고민이라면 항히스타민제란 무엇인지, 종류에는 어떤 게 있고 어떻게 활용하면 좋은지 반드시 알아 두어야 한다.

항히스타민제는 염증 반응 중 분비되는, 가려움을 유발하는 물질 중 하나인 히스타민의 분비를 억제하는 약물이다. 가장 대표적인 약물에는 지르텍과 알레그라가 있는데 각각 세티리진과 펙소페나딘 성분의 오리지널 의약품이다.

세티리진은 피부염 등 가려움을 완화하는 데 효과가 가장 좋고 빠르게 나타나지만 졸음 부작용이 심하다는 단점이 있다. 운전할 일이 있거나 각성이 필요할 땐 복용하지 않는 게 좋다.

나는 펙소페나딘을 애용하는데, 세티리진에 비하면 효과가 다소 떨어지고 느리게 나타나지만 졸음이 거의 없다는 장점이 있다. 효과 역시 세티리진과 비교했을 때 다소 떨어진다는 것일 뿐 가려움을 충분히 해소해 준다. 따라서 두 약물의 장단점을 파악하여 언제 어떤 것을 복용할 것인지 계획을 잘 세워 두는 것이 좋다.

나의 경우는 밤 시간에 많이 가렵다면 세티리진을 복용하고 그 외에는 대부분 펙소페나딘을 복용한다. 두 약품 모두 의사 처방 없이 약국에서 살 수 있어 쉽게 구비해 둘 수 있다.

네 번째, 국소 스테로이드제를 활용하자

염증 반응이 가벼울 땐 가려움으로 증상이 나타나고, 심할 땐 가려움과 통증이 동반된다. 간혹 모낭염이나 뾰루지로 심한 통증이 동반되는 부위에는 처방이 필요한 전문의약품인 국소 스테로이드를 발라 주는 것이 좋다.

스테로이드는 염증 반응 자체를 줄여 주는 약물 성분으

로, 염증 반응을 제어하는 효과가 뛰어나기 때문에 나 역시 늘 더모베이트, 더비솔 같은 가장 등급이 높은 스테로이드 물약을 구비해 둔다.

통증이 있거나 가려움이 심한 병변에 한두 방울 펴발라 주고 다음 날에도 통증 증상이 있다면 한 번 더 발라 준다. 하루에 한두 번, 통증 증상이 없을 때까지 소량 도포하며 염증이 심한 병변들을 관리해 준다.

다섯 번째, 항생제를 활용해야 하는 경우

두피염을 관리하다 보면 두피 전반적으로 광범위하게 통증이 동반되는 경우가 있다. 두피염으로 인한 통증이 국소 부위에만 국한되어 있다면 국소 스테로이드 물약을 활용하는 것이 가장 좋지만, 통증이 두피 전반적으로 나타나는 경우라면 단기간 항생제를 복용하는 것이 효율적이다.

짧게 10일에서 2주 정도 부지런히 복용하면 염증이 회복되면서 모발 굵기도 많이 회복된다. 다만 주의할 것은 항생제는 내성균이 생길 수 있으므로 중간에 임의로 중단하지 말고 처방 받은 만큼은 용법에 맞게 전부 다 복용해야 한다는 점이다. 반대로 너무 장기간 복용하는 것 역시 장내 세균을 줄어들게 만들어 오히려 피부와 두피를 악화시킬 수 있으므로 항생제는 단기간 짧게 활용하여야 한다.

여섯 번째, 손을 묶고 자거나 두피염 장갑을 활용한다

두피염, 피부염 관리에서 가장 중요한 것은 바로 생활 습관이다. 약물을 적절히 사용하여 증상을 조절함과 동시에 올바른 생활 습관으로 그것을 유지할 수 있어야 한다. 올바른 생활 습관을 가진 사람일수록 두피와 피부를 더 오랫동안 건강하게 유지하는데, 참고로 내가 생각하기에 가장 중요한 것은 피부, 두피를 긁지 않는 것이다.

피부염, 두피염으로 고생해 본 경험이 있다면 '로아큐탄'이라는 약을 들어본 적 있을 것이다. 피지 억제제로서 흔히 화농성 여드름 치료제로 쓰이는 약물인데, 나는 18살에 로아큐탄(이소트레티노인)을 복용하면서 굉장히 심한 부작용을 경험했다. 피부가 건조해지면서 가려움이 오히려 더 극심해졌고, 심지어 수면 중에 두피에서 피가 날 때까지 긁기도 했다. 그때부터 자면서 두피를 긁는 습관이 생겼고 탈모와 두피염은 걷잡을 수 없이 악화되기 시작했다.

실제로 수면 중 무의식의 나를 제어하고 싶어서 최면치료를 여러 군데 알아보기도 했는데, 결국 가장 효과가 있었던 건 물리적으로 나를 제어하는 것이었고, 그래서 15년 가까이 늘 항상 신발끈으로 손을 묶고 자곤 했다.

일곱 번째, '두피염 장갑(긁지마 장갑)'을 활용해야 하는 이유

신발끈으로 손을 묶고 자는 방법은 굉장히 효과적이었

다. 두피도 눈에 띄게 호전되었고, 빠지는 모발의 개수도 줄어들기 시작했다. 하지만 거의 한 자세로만 잠을 자야 하고 아침에 손목이 아픈 등의 치명적인 단점이 있었다. 신발끈의 이런 저런 불편함 때문에 다른 방법들을 알아보았고, 결국 지금까지 잘 유지하고 있는 방법은 바로 '치매장갑'을 착용하고 자는 것이다.

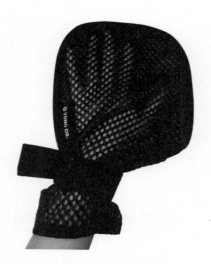

직접 제작한 '용닥터 긁지마 장갑'

치매장갑은 치매 환자의 자해나 여러 사고를 방지하기 위해 요양병원이나 요양원 등에서 주로 사용하는 것으로, 나는 여기서 얻은 아이디어로 직접 장갑을 제작했다. 피부와 닿는 면이 부드러워서 긁어도 상처가 덧나지 않고, 잠결에 입으로 풀기도 어렵게 만들어서 아주 만족하면서 착용하고 있다. 손을 묶고 잘 때보다 훨씬 더 자유롭게 뒤척일 수 있고 두피가 호전됨과 동시에 수면의 질도 아주 높아졌다.

여덟 번째, 이런 분들은 이소티논(로아큐탄)을 복용해 보세요

이런 저런 방법들을 충분한 기간 동안 시도해 봐도 차도가 보이지 않는 사람들이 있다. 피지 분비가 남들보다 월등히 많은 것이 흔한 원인 중에 하나인데, 점심만 되어도 얼굴, 두피에 기름이 가득해지는 사람이라면 피지 분비를 줄여 주는 이소티논을 복용하는 것이 좋은 옵션이 될 수 있다.

개인적으로 탈모를 비롯해 이소티논의 여러 부작용을 경험한 당사자이기도 해서 추천하는 약은 아니지만 효과는 굉장히 좋은 약이므로 위 상황들에 한해 복용해 볼 것을 권한다.

처음부터 하루에 한 알씩 복용하기보단 이틀에 한 알 또는 사흘에 한 알 등 약물에 대한 반응을 보면서 복용 빈도를 조절하는 것이 좋다.

용닥터's TIP
★

피부염, 두피염의 관리는 약물 치료와 동시에 생활 습관이 정말 중요합니다. 약용 샴푸와 항히스타민제, 그리고 외용 스테로이드 등의 약물을 적절히 사용해서 증상을 관리하세요. 염증을 악화시키는 술과 스트레스는 최대한 멀리함과 동시에 가렵다고 손대거나 긁지 않게 주의하세요. 특히 자면서 긁는 것이 의심된다면 손을 묶고 주무시거나 제가 직접 제작한 '용닥터 긁지마 장갑'을 착용하고 주무시는 것을 추천드립니다. 약물은 증상을 조절하는 것일 뿐, 실질적인 치료는 생활 습관에 있음을 다시 한번 강조드리고 싶습니다.

CHAPTER 7

탈모영양제,
이건 꼭 알고 먹자

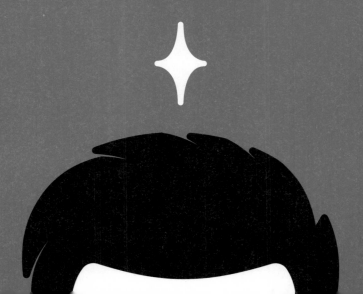

탈모영양제가
정말 효과 있을까?

탈모인이라면 대부분 탈모영양제가 무엇인지는 한 번쯤 들어 보았을 것이다. 의사인 나도 최대한 열심히 챙겨 먹으려 하고 있고 환자들에게도 종합비타민보다는 탈모영양제 복용을 권유하고 있다. 이번 주제에서는 과연 모발에 도움이 되는 영양소들을 챙겨 먹는 것이 어떤 의미가 있는지, 탈모영양제의 허와 실에 대하여 자세히 이야기하고자 한다.

최근 한 환자가 탈모약을 3개월 정도 먹었는데도 효과가 전혀 없다며 병원을 찾아왔다. 전혀 효과가 없었다는 얘기에 자세히 문진을 해 보니 환자가 복용했던 약은 피나스테리드, 두타스테리드 또는 미녹시딜과 같은 탈모 치료제 의약품이 아니었고, 그저 SNS에서 광고하는 영양제 가운데 하나였다.

환자는 그것을 의약품으로 오인하고 3개월간 꾸준히 복용해 온 것이다. 이는 실제로 탈모영양제와 관련하여 내가 가장 우려하는 사례에 해당한다. 이렇게 과장, 과대 광고된 영양제는 환자들로 하여금 탈모 치료제인 양 오인하게 하고, 궁극적으로는 탈모 치료의 골든 타임을 놓치게 하는 장본인이 되기도 한다.

Q ☆ 탈모영양제는 효과가 없는 건가요?

탈모영양제는 분명 효과가 있으며 챙겨 먹을 필요가 있다. 특정 상황에서 그 효과는 더 도드라질 수 있는데, 우리는 그러한 상황을 잘 인지하고 있어야 한다. 예를 들어 다이어트, 위장질환 등의 이유로 특정 영양소가 결핍되거나 흡수장애로 휴지기 탈모가 발생하는 경우도 있는데, 이런 경우라면 영양소 보충이 무엇보다 중요한 솔루션이 될 수 있다.

그 외 안드로겐성 탈모와 원형 탈모의 경우, 영양제는 보조적인 역할에 그치는 경우가 많다. 때문에 안드로겐성 탈모나 원형 탈모가 고민이라면 영양제에 의존하고 단독 치료하기보다는 진단에 맞는 다른 '치료제'와 동반하여 시너지 효과를 기대하는 것이 좋다. 기본적인 탈모 치료를 배제한 채 탈모영양제에만 의존해서는 안 된다는 것을 다시 한번 강조하고 싶다.

비오틴부터 비타민D까지,
탈모에 좋은 영양소 완전 정복

비오틴

비오틴은 탈모영양제로 알려진 성분들 중 가장 자주 언급되는 아주 중요한 영양소다. 탈모인을 대상으로 한 수많은 제품이 비오틴이라는 키워드를 이용하고 있을 정도로 비오틴은 탈모와 연관이 깊다. 비오틴은 비타민B 복합체 중 하나인 영양소(비타민B7)로, 탄수화물, 지방, 단백질 등 에너지 대사에서 중요한 역할을 한다.

세포들이 일을 하기 위해서는 에너지가 필요하듯 모낭세포도 모발을 건강하게 키우기 위해 에너지가 필요하다. 에너지를 생성하는 과정에서 반드시 필요한 영양소가 바로 비오틴이며, 따라서 비오틴이 부족하거나 결핍되면 전반적인 세포 활동이 떨어지면서 노화가 가속화될 수 있다. 그리고 그 증상들 중 대표적인 것이 바로 탈모와 손발톱 갈라짐이다.

결론적으로 비오틴이 부족해지면 피부와 모발이 푸석해지면서 탈모가 나타날 수 있는데, 다행히 비오틴을 보충하여 탈모 개선의 효과를 기대할 수 있다. 그러나 나에게 비오틴이 부족한 것인지 알기 위해 비오틴 수치를 검사하는 마땅한 방법이 없으므로, 탈모가 고민되고 특히 비오틴이 부족해지기 쉬운 상황에 놓여 있다면 비오틴 섭취를 권한다. 참고로 비오틴은 위장장애, 흡수장애, 알코올 중독, 임신, 항생제 장기 복용, 이소트레티노인(여드름약) 복용 등의 상황에서 결핍되기 쉽다.

Q ☆ 그렇다면 비오틴을 얼마나 복용해야 효과를 기대할 수 있을까?

비오틴 결핍이 의심된다면 하루 5,000㎍(0.5mg) 이상의 용량으로 6개월 이상 복용해 볼 것을 권한다. 여러 논문을 종합해 보면 최소 3,000㎍ 이상은 복용하는 게 좋다고 결론을 내리고 있지만, 조금 더 충분한 용량으로 하루 5,000㎍으로 복용할 것을 권한다.[12]

비오틴은 수용성 비타민이기 때문에 과량 섭취하더라도 몸에서 필요한 만큼 쓰이면 모두 소변으로 배출된다. 따라서 섭취량에는 크게 제한을 두진 않지만 10,000㎍ 이상을 복용하는 경우에는 비타민D 검사와 갑상선 호르몬 검사 등 일부 검사 결과에 간섭할 우려가 있기 때문에 10,000㎍ 이상 고용량을 복용할 경우에는 해당 검사 3일 전에는 잠시 복용을 중단하는 것이 좋다.

맥주효모

두 번째로 소개하고 싶은 성분은 바로 맥주효모다. 맥주
효모는 여러 탈모 관련 보조제의 주성분으로 사용될 만
큼 탈모와 관련한 영양소 중에는 빠지지 않는 필수적인
요소인데, 과거 독일의 맥주 공장 노동자들의 건강하고
풍성한 모발에서 힌트를 얻었다.

실제로 맥주효모에는 모발에 도움이 되는 단백질과 비타
민B 복합체가 풍부하게 들어 있다. 풍부한 단백질이 모
발의 구성에 기여하며 비타민B 복합체가 모낭세포 활성
에 도움을 주면서 모발의 개선을 기대할 수 있다.

맥주효모를 주원료로 한 '판토가'라는 제품으로 확산성
탈모 환자 60명을 대상으로 진행한 퀄리티 있는 연구에
서 그 효능이 임상적으로 입증되기도 하였다. 따라서 보
조적인 탈모 치료 목적으로 어떤 영양소를 섭취하면 좋
을지 고민 중인 사람에게 맥주효모는 꼭 추천한다.

비타민D

비타민D는 체내 칼슘 농도와 뼈의 건강에 관여하며 세포의 증식 및 분화의 조절, 면역 기능에도 관여하는 등 활동 범위가 넓은 중요한 영양소 중 하나다. 햇빛에 피부가 노출되면서 체내에서 자연합성 되기도 하는데, 한국인은 생활 특성상 햇빛에의 직접 노출이 적기 때문에 비타민D가 부족한 경우가 많다.

연구에 따르면 탈모가 있는 사람에서도 비타민D 수치가 낮은 경향이 있는 것으로 나타났다. 휴지기 탈모 및 여성형 탈모 환자의 비타민D 수치와 탈모가 전혀 없는 사람의 비타민D 수치를 비교하였더니 탈모가 있는 군에서 확연히 낮게 나타났다. 원형 탈모 환자에서도 비타민D 수치가 확연히 낮게 나타났는데, 탈모로 인한 외모 고민으로 외출을 기피하거나 햇빛을 피하는 성향이 더 큰 것이 원인일 수도 있다.

탈모가 생기면서 비타민D가 부족해진 것일 수도 있고, 위 연구 결과들만으로 비타민D 부족이 탈모의 원인이라고 단정 짓기는 어렵지만, 비타민D는 피부염을 포함한 노화 방지에 도움을 주고 모낭의 성장기를 유도하는 역할을 하는 만큼 탈모에도 긍정적인 효과를 줄 것이라 기대해 볼 수 있다.

비타민D는 신체 전반적인 면역에 더불어 두피 면역력을 정상화시키면서 탈모를 개선하는 데에도 간접적인 도움이 될 수 있다. 태양을 피하고 싶다면 비타민D라도 잘 챙겨 먹자.

신체 전반적으로 많은 역할을 하는 중요한 영양소인 만큼 비타민D 수치가 낮게 나타난다면 미리 신경 써서 챙기는 것이 좋다. 비타민D 복용과 더불어 날이 좋을 땐 햇빛을 쬐며 산책을 하는 여유를 갖자.

Q ✿ 비타민D는 무엇을 얼마나 먹어야 할까?

비타민D는 복용 용량을 결정하기 전 혈중 비타민D 수치 검사를 먼저 받아 보는 게 좋다. 검사 결과 결핍 수치를 보인다면 6개월간 고용량의 비타민D 5,000IU를 매일 복용하거나 비타민D 고용량 주사를 맞는 것을 권장하며 그 외에는 하루 1,000IU를 복용할 것을 추천한다.

가장 흡수도가 좋은 비타민D3를 선택하는 것이 좋으며, 액상형이 더 효과가 좋다는 연구도 있지만 제형에 따른 효과 차이는 크게 없다는 것이 중론이다.[13] 다만 비타민D는 지용성 비타민이므로 지방질의 음식과 같이 복용하는 것이 좋다. 따라서 식후에 복용할 것을 권한다.

비타민D 수치 결핍 → 비타민D3 5,000IU 6개월, 또는 비타민D 주사
비타민D 수치 정상 → 비타민D3 1,000IU

오메가3

오메가3는 국민 영양제로 불릴 만큼 많은 사람이 챙겨 먹고 있는 영양소다. 혈중 콜레스테롤을 감소시키고 혈액순환에 도움을 주는 것으로 알려져 있는가 하면, 손상된 세포의 복구와 재생에도 도움을 주어 탈모 관리에도 좋은 영양소로 잘 알려져 있다. 또한 알파 리놀렌산 등 지방산 성분이 피부장벽을 튼튼하게 하여 피부와 두피 건강에도 긍정적으로 작용할 수 있다.

실제로 오메가3와 오메가6를 중점 배합한 영양제 조합으로 탈모 치료 효과를 평가한 임상연구 논문이 있다.[14] 여성형 탈모 또는 휴지기 탈모가 있는 여성 120명을 대상으로 다른 치료 없이 오로지 영양제 조합만 복용하여 진행하였다. 6개월 동안 매일 오메가3 460mg, 오메가6 460mg, 비타민E 5mg, 비타민C 30mg, 라이코펜 1mg 등의 항산화제 조합으로 영양제를 복용했더니 유의미한 탈모 개선이 나타났다는 것이다.

80퍼센트 이상이 개선을 보였을 정도라고 하니 영양제의 효과를 다시 한번 확인할 수 있는 대목이다. 하지만 논문 하나로 단정 지을 순 없고, 일종의 블라인드 테스트인 이중맹검을 진행한 논문이 아니라는 점 역시 아쉽다.

어쨌든, 오메가3는 우리 몸에서 자연적으로 회복되는 것이 아니기 때문에 꼭 음식이나 영양제로 보충해 줘야 하며, 참치, 고등어, 연어와 같은 등푸른생선이나 아보카도나 브로콜리, 견과류 등에도 식물성 오메가3가 풍부하다. 건강한 식이 습관으로 좋은 영양소들을 골고루 섭취 해보자.

용닥터's TIP

★

영양소는 일상 생활 중에도 음식으로 섭취 및 흡수, 배출되고 있는 만큼, 영양소 자체의 섭취로 임상 치료 효과를 정확히 평가하는 것은 쉽지 않습니다. 그럼에도 모발 건강과 관련된 여러 영양소 중 앞에서 언급한 영양소들은 일정 용량 이상에서 탈모 개선의 근거가 어느 정도 있는 것들입니다. 특정 영양제나 영양소를 찾고 계신다면 언급한 영양소와 항염, 항산화에 좋은 영양소들은 꼭 챙기시길 권장합니다.

현직 의사의 똑똑한
탈모영양제 선택 기준

탈모인, 탈모 의사, 그리고 탈모 정보를 전달하는 유튜버로 활동하면서 수많은 탈모영양제들을 접하고 있다. 영양제는 치료제에 비해 토닉이나 앰플처럼 당장 눈에 보이는 부작용은 적을 수 있지만 제품을 선택할 때 어떤 것들을 고려해야 하고, 어떤 기준으로 선택하는 것이 좋은지 알아 둘 필요가 있다.

첫 번째, 탈모영양제가 갖는 한계를 알아야 한다

SNS를 보다 보면 탈모영양제를 마치 궁극적인 탈모 치료제인 것처럼 광고하는 경우가 많은데, 이러한 과대 광고를 보고 탈모영양제의 효과에 지나친 기대를 해서는 안 된다. 확산성 탈모, 다이어트로 인한 휴지기 탈모 등의 탈모 유형에는 효과가 있을 수 있는 반면, 안드로겐성 탈모나 원형 탈모에는 효과가 미미하고 보조적인 역할만 할 뿐이다. 정확한 진단에 따른 가장 효과적인 치료제가 우선되어야 하며, 탈모영양제는 보조적으로 동반하는 것이 좋다.

탈모영양제 섭취를 권장하는 이유는 내가 직접 복용하며 모발의 변화를 느꼈기 때문인 것도 있지만, 탈모와 관련된 영양소들이 우리 몸 전반적인 여러 기능에 도움이 되기 때문이다. 우리의 피부와 모발은 건강한 신체와 건강한 정신의 거울이라는 점을 잊지 않았으면 좋겠다.

두 번째, 각 영양소의 용량이 충분한지,
영양소 간 간섭은 없는지 고려해야 한다

영양제를 선택할 때는 임상적으로 근거가 있는 함량을 충족하고 있는지 잘 살펴보아야 한다. 비오틴 결핍으로 생긴 탈모의 경우라면 매일 최소 3,000μg 이상의 비오틴을 복용하여야 한다. 또한 비오틴은 장에서 흡수될 때 판토텐산과 경쟁적으로 흡수되기 때문에 성분의 배합비를 비슷하게 맞추는 것이 중요하다.

이론적으로 비오틴 섭취량이 5,000μg(5mg)이라면 판토텐산도 5mg을 복용하는 것이 가장 좋다.[15] 맥주효모의 경우 매일 최소 100mg 이상 복용할 것을 권하며 500mg 이상 과하게 복용할 필요는 없다. 지금까지의 근거들을 종합해 보면 하루 300mg이 가장 적당하다.

비타민D 역시 하루 1,000IU는 충족하는 제품을 선택하는 것이 좋고 결핍이 있다면 최소 5개월 정도는 하루

5,000IU를 복용하는 것이 좋다. 그리고 6개월 후 다시 비타민D 검사를 해 보아야 한다.

따라서 막연히 종합 영양제를 챙겨 먹기보다는 나에게 부족한 부분을 알고, 모발이 고민이라면 모발에 초점을 맞춘 영양제를 복용하는 것이 좋다. 나에게 필요한 영양소와 함량을 잘 살펴보고 나에게 맞는 적당한 제품을 선택하면 되겠다.

세 번째, 후기에 휘둘리지 말자

어떤 제품을 구매할 때 제품 상세페이지의 후기나 판매자의 인기와 권위에 휘둘리는 것을 주의해야 한다. 네이버 스마트스토어든 자사몰이든 정도의 차이일 뿐 대부분 업체들은 후기 작업을 하곤 한다. 네이버 스마트스토어의 경우는 네이버 자체 후기 모니터링 시스템이 있고 제품에 대한 결제와 배송이 완료된 후 구매 확정까지 완료되어야 후기를 쓸 수 있는 반면, 자사몰은 조작성 후기에 대한 모니터링 시스템도 없을뿐더러 특별한 절차 없이 마음껏 후기를 게재할 수 있으므로 후기를 참고할 때 주의해야 한다.

최근 마케팅 트렌드는 SNS 과대 광고로 소비자를 후킹하여 자사몰로 유입시키는 것인데, 압도적인 후기 개수와 드라마틱한 후기들로 구매를 이끌어 내기 쉽기 때문이다. 상세페이지에 과대 광고를 하면 행정적인 조치를 받을 수 있으므로 후기를 이용하여 일종의 '후기 마케팅'을 하는 것이다. 따라서 현명한 소비를 해야 하는 우리 탈모인이라면 마케팅 후기를 잘 걸러 낼 수 있는 냉철한 안목을 길러야 한다.

네 번째, 권위에 휘둘리지 말자

현명한 탈모인이라면, '의사가 개발한', '약사가 개발한', '탈모만 몇 년 연구한 박사가 직접 배합한' 등등의 권위나 전문성을 너무 내세우는 광고 또한 냉철한 시각으로 보아야 한다. 대부분의 소비자는 영양소의 배합이 좋은 제품을 알아보는 안목이 부족하기 때문에 이런 권위나 직업에 휘둘리는 경우가 많다. 특히 탈모와 관련된 제품은 그런 경향성이 도드라진다.

의사나 약사 등 전문가가 직접 배합 및 조제에 참여하였다면 더 좋은 제품일 가능성이 높은 건 맞지만 의사나 약사의 초상권 및 성명권만 돈을 주고 사서 광고에 활용하는 경우도 있고, 매출 및 수익을 분배하여 나누는 경우도 있다. 따라서 전문가가 제조에 참여하였다고 덜컥 구매하지 말고, 스스로 좋은 영양제를 구별할 수 있는 안목을 길러야 한다.

PART 2

생활 습관편

사소한 습관이 당신의
머리카락을 지킨다

○ ○ ○

CHAPTER 1

두피 관리의 기본, 매일매일이 중요한 머리 감기 A to Z

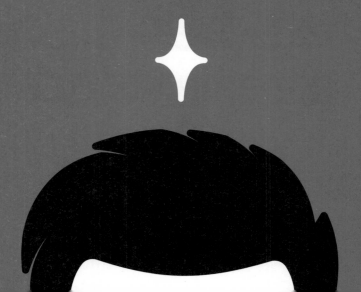

머리 감기의
기본부터 배우자

지금까지 탈모와 두피염에 대한 핵심적인 치료법을 알아 봤다. 핵심 치료제인 탈모약과 미녹시딜을 적절하게 사 용하고 올바른 생활 습관을 지키기만 해도 한 올 더 풍성 한 머리를 유지할 수 있다.

가장 좋은 치료법은 예방이라는 말이 있듯이 좋은 생활 습관, 좋은 루틴을 알고 잘 유지한다면 탈모와 두피염 스 트레스에서 더 자유로워질 것이라고 자신 있게 말씀드린다. 먼저 탈모에 좋은 생활 습관에 대해 살펴보고 이후 두피 문신과 모발 이식 등 보다 심층적인 치료 대안까지 이야기해 보겠다.

머리를 감을 때, 그리고 베개를 벨 때. 일상 생활 중 두피와 외부 물질이 접촉하는 유일한 순간들이다. 때문에 탈모와 두피염을 관리하고 치료함에 있어 무엇보다 올바른 머리 감기 습관이 굉장히 중요하다. 최소 하루 한 번은 머리를 감는 만큼 사소한 습관의 차이가 탈모의 호전 혹은 악화로 이어질 수 있다. 이번 주제에서는 21년간 지루성 두피염과 함께해 온 내가 실제로 지키고 있는 올바른 머리 감기 습관, 머리 감기 루틴 몇 가지를 먼저 공유해 보려 한다.

머리 감는 물의 온도

첫 번째는 뜨거운 물로 머리를 감지 않는 것이다. 뜨거운 물로 씻으면 피지나 노폐물이 더 잘 씻겨 나가겠지 하는 생각으로 뜨거운 물로 머리를 감고 찬물로 마무리하는 사람들이 생각보다 많은데, 과도한 온도의 변화는 피부에 자극으로 작용하며 뜨거운 물로 머리를 자주 감으면 피부가 건조해지면서 피부 장벽이 약해질 수 있다.

또한 뜨거운 온도 자체가 염증을 자극하면서 기존 두피염이 악화될 수 있기 때문에 세안을 할 때와 마찬가지로 머리를 감을 때 역시 처음부터 끝까지 뜨겁지도 차갑지도 않은 미온수를 사용하는 것이 가장 좋다.

마사지 동작은 크게 하지 않는다

탈모, 두피염 환자들은 머리를 감을 때 크게 두 가지 유형으로 나뉘는데, 한 유형은 보물을 다루듯 두피 마사지를 일절 하지 않으면서 감는 유형이고, 또 다른 유형은 두피의 모든 각질과 피지를 힘으로 벗겨 내려는 듯 두피를 박박 문지르며 감는 유형이다. 두 유형 모두 단점이 극명한 방법이라 개인적으로 추천하지 않는다.

전자처럼 마사지를 전혀 하지 않는다면 모낭 주변에 피지나 각질이 쌓이면서 두피를 악화시킬 수 있고, 후자처럼 마사지를 너무 강하게 한다면 마사지 자체가 두피에 자극을 주어 두피염과 피지 분비를 오히려 악화시킬 수 있다.

나의 경우는 두피 마사지를 하되 약한 강도의 힘으로 동작을 작게 하면서 골고루 문질러 주는 편이다. 최대한 작은 동작과 최소한의 강도로 골고루 마사지하는 것이 두피를 자극하지 않으면서 묵은 각질과 피지를 세척하는 가장 좋은 방법이다. 양치질을 할 때 치아와 잇몸이 손상되지 않게끔 최소한의 강도로 칫솔질 동작 범위를 좁게, 그리고 동시에 더 구석구석 골고루 닦아 주는 것과 같은 이치다.

샴푸 전 물은 충분히, 물기는 두드려 닦을 것

최소한의 자극으로 최대 효과를 얻기 위해서는 샴푸를

하기 전 물을 충분히 적셔 주는 게 좋다. 충분히 적셔야 거품이 잘 나고 적은 힘으로도 구석구석 충분한 세정이 이뤄질 수 있기 때문이다. 머리를 감은 후 타월을 사용하는 것도 주의해야 하는데, 타월로 비벼서 말리기보단 꾹꾹 가볍게 눌러서 닦는 것이 두피 건강에 좋다.

거의 대부분의 미용실에서는 머리를 털거나 비비면서 말리기 때문에 미용실만 다녀오면 늘 두피가 악화되곤 했었는데, 다행히 지금은 세심한 디자이너 분을 만나서 마음 놓고 커트를 받으러 다니고 있다.

혹 미용실 관계자 분이 이 글을 보고 계신다면 비비지 말고 눌러서 닦아 주셨으면 좋겠다. 두피로 고민인 많은 고객을 단골로 잡을 수 있을 것이다! 물론 탈모를 커버해 주는 좋은 커트 실력도 있다면 금상첨화다….

알아 두면 쓸모 있는
머리 감기 질문 5가지

머리를 자주 감으면 머리가 더 많이 빠질 거라는 생각에 나도 머리 감는 걸 두려워했던 적이 있다. 땀을 흘린 날도 머리를 감지 않고 잤다가 봉변을 당한 적이 있을 만큼 잘못된 지식이 탈모를 악화시키기도 했다. 진료실을 찾는 환자들 중에서도 간혹 이와 같은 질문을 하는데, 머리를 감거나 쓸어 넘길 때 빠지는 모발은 이미 빠질 준비를 마치고 있었던 모발들이라는 것을 의심하지 말아야 한다. 쉽게 말해 머리를 감는 횟수에 상관 없이 하루에 빠지는 모발의 양은 거의 일정하게 정해져 있다고 보면 된다.

Q ☆ 머리는 하루에 몇 번 감는 게 좋을까?

머리를 자주 감을수록 더 많이 빠지는 것도 아니며 적게 감는다고 덜 빠지는 것도 아니다. 본인의 두피 타입에 맞게, 본인 라이프 스타일에 맞게, 그리고 어떤 샴푸를 사용하느냐에 따라 감는 횟수를 조절하면 되는데, 두피염이 있는 두피라면 아침과 저녁, 하루에 두 번 감는 것을 추천한다. 머리를 감는 횟수만 바꿨을 뿐인데 두피와 탈모가 호전되었다며 기뻐하는 환자들도 꽤 많으며, 나 역시 머리 감는 횟수와 샴푸 습관만 바꿨을 뿐인데 두피가 굉장히 호전되었다.

Q ☆ 머리는 언제 감는 게 좋을까?

머리를 하루에 한 번만 감고 싶은 사람은 아침보다 저녁에 감는 것을 추천한다. 아침에만 머리를 감고 저녁에는 감지 않는다면 하루 중 두피에 쌓인 피지와 노폐물, 땀 등을 그대로 방치한 채 잠자리에 들게 되는데, 진드기 또는 피지를 먹고 사는 두피염 원인균의 증식에 좋은 환경을 제공해 주는 것이다. 뿐만 아니라 베개에도 유해 물질이 축적되면서 두피와 피부가 빠르게 악화될 수 있다.

이를 예방하기 위해서는 베갯잇을 가능한 한 자주 갈아 주는 것이 좋고, 그것이 힘들다면 매일 새 수건을 베개 위에 깔고 자는 것도 추천하는 방법이다. 나는 매일 새 수건을 깔고 자고 있다.

정리하면, 아침과 저녁 중 하나만 선택해야 한다면 산뜻하게 저녁에 감는 것이 좋다. 그리고 반드시 충분히 건조시킨 상태에서 잠자리에 드는 것이 두피 건강과 탈모 관리에 아주 중요하다.

Q ☆ 두피 브러시를 사용해도 될까?

나는 두피 브러시 사용을 추천하지 않는다. 과거에 두피 브러시를 실제로 사용해 본 결과 그 용도와 효과가 불분명하게 느껴졌다. 더 큰 문제는 바로 보관인데, 두피를 긁은 브러시를 화장실의 습한 환경에 보관하게 되면 미생물의 증식이 활발해지면서 브러시의 끝이 박테리아와 여러 곰팡이균으로 가득해지게 된다. 이렇게 여러 가지 균으로 가득한 브러시 끝으로 내 두피를 긁고 마사지한다고 생각해 보라. 없던 두피염도 생길 수 있고, 있던 두피

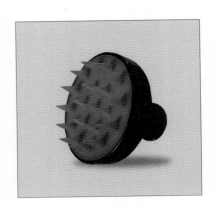

**두피 브러시 사용은
주의하세요!**

염이 악화되는 것 역시 각오해야 한다. 두피 마사지를 하고 싶다면 내 손으로, 지문을 이용하여 가볍게 골고루 마사지하자.

Q ☆ 어떤 샴푸를 사용해야 할까?

머리 감기 습관, 샴푸 습관 만큼 중요한 것이 어떤 샴푸를 사용하느냐 하는 것이다. 샴푸는 거의 대부분의 사람들이 매일 사용하는 필수재인 만큼 우리 생활과 밀접하며 어떤 샴푸를 어떻게 쓰느냐에 따라 내 두피와 탈모 상태가 크게 달라질 수 있다.

두피염이 있는 사람이라면 샴푸와 같은 헤어 제품에 더 민감하게 반응하기 때문에 나와 잘 맞는 제품을 사용하는 것이 중요하다. 샴푸마다 성분이 다르듯 샴푸마다 사용감도 조금씩 다를 수 있으니 가려움 등 자극이 없고 머리 힘이 죽지 않는, 나와 꼭 맞는 샴푸를 찾아야 한다.

Q ☆ 드라이는 어떻게 하는 게 좋을까?

올바른 머리 감기 습관으로 머리를 감았으니, 이제 올바른 드라이 방법으로 물기를 건조시켜야 한다. 머리 말리는 습관 또한 두피와 모발 건강에 큰 영향을 미치는 만큼 건강한 드라이 방법을 잘 숙지하고 있어야 한다.

첫 번째로 타월 드라이를 할 땐 절대 털면서 닦으면 안 된다. 오히려 모발과 두피가 자극을 받아 모발이 가늘어질 수 있기 때문에 골고루 가볍게 두피를 꾹꾹 눌러서 물기를 제거하여야 한다.

머리가 긴 경우는 꾹꾹 눌러 닦은 후 수건으로 모발을 감싸 쥐어 모발의 물기까지 잘 제거해 준다. 타월 드라이를 꼼꼼히 잘 해야 건조한 드라이기 바람에 노출되는 시간을 최대한 줄일 수 있다.

두 번째로 드라이기를 사용할 땐, 뜨겁고 건조한 드라이기 바람은 두피 건강에 악영향을 주기 때문에 따뜻한 바람보단 찬바람을 사용하며 드라이기 바람에 노출되는 시간을 줄이는 것이 좋다.

나도 과거에는 시간이 더 걸려도 항상 선풍기 바람이나 찬바람으로 끝까지 건조시키곤 했지만, 지금은 바쁜 일상에 따뜻한 바람과 찬바람을 적절히 활용하여 건조시킨다. 두피를 말릴 땐 찬바람을 적절하게 활용하고, 머리카락만 말릴 땐 따뜻한 바람으로 드라이 시간을 단축한다. 겨울 히터바람이 피부와 두피 건강을 망치듯, 포인트는 뜨겁고 건조한 바람은 되도록 피하는 것이 좋다는 것!

탈모 의사는 어떤 샴푸를 쓸까?
두피 타입별 샴푸 선택 가이드

나는 지금까지 샴푸만 70개 이상 사용해 보았다. 두피가 예민해서 오랜 기간 샴푸 유목민 생활을 한 것도 있지만 유튜브를 시작하며 샴푸 관련 콘텐츠를 만들고 제품을 연구하다 보니 자연스레 사용하는 샴푸도 많아진 것도 한몫했다. 다양한 종류의 샴푸를 사용해 보고 느낀 확실한 한 가지는 일반 샴푸보다 탈모 완화 기능성 샴푸를 사용하는 것이 좋다는 것이다. 일반 샴푸에 비해 보다 두피 친화적인 성분들을 조합하고 모발을 양털처럼 풍성해 보이게 하는 '양모감' 등 전체적인 사용감이 탈모인에게 적합한 제품들이 많다.

물론 사람마다 제품마다 조금씩 차이가 있지만 나의 경우는 일반 샴푸를 사용할 땐 머리가 차분하고 풀이 죽는 느낌을 받고, 웬만한 탈모 샴푸를 사용할 땐 볼륨도 살고 머리에 힘도 붙는 느낌을 받는다. 물론 이는 내 두피가 민감하기 때문에 더 그럴 수 있다.

탈모 완화 기능성 샴푸라고 해서 빠진 모발을 다시 자라게 하는 큰 효과는 없을지라도 개인이 체감하는 양모감, 볼륨감은 무시할 수 없는 실질적인 효과다. 때문에 일반 샴푸보다는 탈모 완화 기능성 샴푸를 추천하며, 사용감, 자극감, 가격, 향 등 본인과 맞는 샴푸를 찾는 것이 가장 중요하다.

나는 예민하고 민감한 염증성 두피를 갖고 있다. 그래서 알레르기의 원인이 될 수 있는 설페이트류 계면활성제,

멘톨 또는 향료가 포함된 제품은 피하려고 하지만, 역설적이게도 내가 가장 좋아하는 샴푸 중 몇 가지는 설페이트, 향료를 포함하고 있다. 즉, 성분을 따지는 것도 중요하지만 너무 성분만 따지고 샴푸를 선택할 필요는 없다는 것이다. 착한 성분에 더하여 실제로 사용했을 때 느끼는 사용감과 자극감, 세정력과 같은 여러 요소를 종합하여 샴푸를 선택하는 것이 현명하다.

두피 타입은 건성, 중성, 지성으로 크게 세 가지로 나눌 수 있는데, 건성과 지성에 대한 정확한 진단 기준이 있는 것은 아니다. 머리를 하루에 한 번만 감아도 기름이 돌지 않는 사람이 있는 반면, 아침에 감고 반나절만 지나도 두피가 기름지는 사람이 있다.

두피에 기름이 잘 끼는 분들은 세정력이 강한 샴푸를 사용하는 것이 좋은데, 세정력이 지나치게 강한 샴푸로 하루 한 번 머리를 감는 것보다는 적당한 세정력의 샴푸로 아침과 저녁, 하루 2번 감는 것을 추천한다. 두피도 훨씬 깔끔해지고 과한 세정력으로 두피가 자극될 염려도 적다. 또한 두피염이 동반된 염증성 두피를 가진 사람도 약한 세정력의 샴푸로 하루 2번 감는 것을 강력하게 추천한다.

샴푸는 제품마다 계면활성제의 함량도 다르고 알코올, 멘톨, 인공 향료, 여러 가지 추출물 등 성분 역시 다양하므로 여러 제품을 사용해 보고 본인과 잘 맞는 샴푸를 찾는 과정이 필요하다.

용닥터's TIP

★

머리를 감은 후 가렵고 자극이 된다면 사용하는 샴푸의 성분이 본인 두피에 안 맞거나 본인 두피에 비해 세정력이 너무 강한 샴푸라서 그럴 가능성이 높습니다. 샴푸 자체가 안 맞는 경우는 주로 피부와 두피의 경계부, 옆쪽과 뒤쪽 헤어라인 부위가 가려워지는 경향이 있습니다. 반면 세정력이 너무 강한 샴푸를 사용하거나 샴푸의 세정력에 비해 머리를 너무 자주 감는 것이 원인일 경우는 두피가 전체적으로 가려워지는 경향이 있어요. 샴푸의 특정 성분이 원인이라면 본인에게 맞는 다른 샴푸로 바꿔 보아야 하고, 세정력 또는 샴푸 횟수가 원인이라면 설페이트 계면활성제가 없는 세정력이 다소 약한 샴푸를 선택하거나 샴푸하는 횟수를 조절하는 것이 좋습니다.

○ ● ○

CHAPTER 2

미용실만
잘 골라도
머리카락이 편안하다

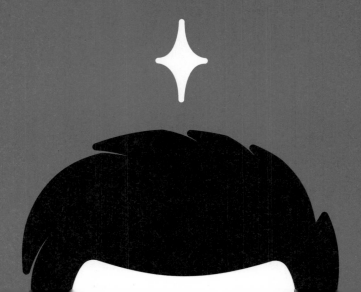

두피염이 있다면
미용실 선택에 특히 주의하자

나는 미용실 선택에도 굉장히 신중한 편이다. 경험적으로 미용실을 다녀온 후 두피가 악화될 때가 많았다. 커트와 샴푸를 하는 과정에서 두피에 자극이 많았으리라.

첫 번째는 대부분의 미용실은 두피를 그저 시원하고 거칠게 마사지하는 경우가 많다는 것, 두 번째는 샴푸 후 타월로 두피를 거칠게 비비면서 닦는 경우가 많다는 것, 마지막 세 번째는 미용실 샴푸가 나랑 안 맞아서 그럴 수 있다는 것. 이런 사소하고 작은 요소들이 민감한 내 두피를 늘 악화시켰다.

빗질은 두피 안 긁히게 부탁드려요.
샴푸할 때 마사지는 살살 부탁드려요.
물기를 닦을 땐 비비지 말고 살살 누르면서 닦아 주세요.
물기는 제가 닦을게요.

미용실을 방문할 때마다 실제로 내가 요구하는 것들이다. 예민한 고객처럼, 진상 고객처럼 보일 수도 있겠지만 고객으로서 정당한 요구이며 두피 개선을 위해서라면 눈치 보지 않고 당당히 요구하는 것이 좋다.

섬세한 의사를 만나는 것이 중요하듯, 섬세한 미용실 디자이너를 만나는 것 역시 두피와 모발 건강에 있어 필수다. 그래서 나는 늘 다니는 미용실만 가고, 늘 같은 디자이너 분만 찾는다.

스타일링이 곧 생명이다
(feat. 파마를 추천하는 이유)

최근 2년 동안 나 나름의 스타일 변화가 많았다. 두피가 나빠지는 것에 대한 두려움으로 12년간 파마나 염색 등 헤어스타일에 일절 변화를 주지 않던 내가 요즘은 4개월에 한 번은 꼭 가르마펌 시술을 받고 있다. 유튜브 구독자의 권유로 파마를 해 보았던 게 변화의 시작이었는데 지금은 아주 만족하고 있고, 두피가 비쳐 보이는 게 고민인 환자들에게도 종종 추천하고 있다. 물론, 두피염이 심한 상태라면 추천하지 않으며 두피 상태가 괜찮은 경우에 국한해서 시술을 권한다. 2~3년간 주기적으로 파마를 하고 있지만 대체로 아무 문제 없이 괜찮았다.

이런 개인적인 경험에도 불구하고, 진료실에서는 종종 염색이나 파마 시술 후 머리카락이 많이 빠진다는 환자를 만나곤 한다. 실제로 파마나 염색이 두피와 모발에 주는 영향은 어느 정도일까?

걱정과 달리 호르몬이 궁극적 원인인 안드로겐성 탈모에 직접적인 영향을 끼치진 않는다. 다만 어디까지나 직접적이진 않을 뿐, 파마는 단백질 간 결합을 끊는 강한 화학 약품이며 염색약은 강력한 산화제이므로 피부 장벽을 무너뜨려 두피를 약하게 하기 쉽다. 또한 드물게 파마나 염색약 자체가 알레르기를 유발하기도 한다.

따라서 헤어 시술로 두피염이 악화될 수 있는 것은 너무도 당연하며 두피염이 전혀 없던 사람에게도 두피염이 생길 수 있다. 참고로 일반 파마보다는 다운펌, 염색이 특히 두피 건강에 치명적인데, 일반 파마는 약물이 두피에 닿지 않게 시술이 가능하지만 다운펌이나 염색은 약물이 두피에 닿을 수밖에 없기 때문이다. 내가 가르마펌이나 애즈펌은 하더라도 다운펌이나 염색은 곧 죽어도 피하는 이유이기도 하다.

정리하면, 파마나 염색이 안드로겐성 탈모에 직접적인 영향을 주는 것은 아니지만 두피염 악화, 두피 스트레스로 인한 휴지기 탈모는 유발할 수 있다. 내가 12년이라는 긴 시간 동안 염색이나 파마를 일절 하지 않았던 것 역시 탈모 자체가 악화되는 것보다는 두피염 악화가 두려웠기 때문인데, 수많은 탈모인이 두피염을 동반하고 있는 만큼 두피염이 심한 상태라면 시술을 받는 것을 자제해야 한다.

시술을 받을 땐 반드시 미용사에게 말해 약품과 두피의 직접적인 접촉을 최소화해야 하며 너무 자주 시술받는 것 역시 지양해야 한다.

○ ○ ○

CHAPTER 3

더워도 추워도 머리카락을 지키는, 계절별 두피/모발 관리법

의사인 내가 꼭 지키는
여름 두피 관리법

계절이 탈모에 영향을 준다고들 한다. 흔히 가을에 남성 호르몬이 높아지며 탈모가 심해진다고 알려져 있다. 과연 실제로도 그럴까? 국내에서 진행된 한 가지 흥미로운 연구 내용을 살펴보자.[1]

대한민국 서울의 중년 남성 8,367명을 대상으로 월별 남성호르몬 수치를 측정하여 데이터화한 결과, 5월에 가장 낮은 수치(4.4ng/ml)를 보였고 1월에 가장 높은 수치(6.0ng/

ml)를 보였다. 수치는 일조량과 반비례했고, 외부 기온과도 반비례하는 결과를 보였다. 즉, 앞서 말한 것처럼 일조량이 줄어들고 날씨가 쌀쌀해지기 시작하는 가을 무렵 남성호르몬이 높아지는 것이다.

노르웨이, 이스라엘 등 외국에서 진행된 연구들 역시 대부분 계절에 따라 남성호르몬이 변화를 보이는 것으로 나타났다. 하지만 국가마다 연구 결과가 상이하고 일관된 결과를 보이지 않았다. 계절에 따른 변화가 있는 것은 확실하지만 어떤 요소들이 영향을 미치는지 정확한 연관관계를 확인하기 위해서는 추가적인 연구가 더 필요하다.

앞서 언급한 국내 연구에 따르면 5월과 여름 무렵에 한국 남성의 남성호르몬 수치가 가장 낮게 나타났다. 그럼에도 불구하고 두피염과 탈모는 덥고 습한 여름에 악화되기 쉬운데, 여름이 되면 두피가 받는 자외선, 직사광이 많아질 뿐 아니라 피부 온도가 오르면서 피지 분비도 활발해지기 때문이다. 자연스레 두피 염증과 탈모 악화에 취

약해진다. 이렇게 취약해진 모발들이 가을에 우수수 빠지게 되는 것이다. 나 역시 겨울보다 여름에 두피를 더 잘 긁고 두피염이 심해지는 경우가 많았는데, 이런 이유들 때문에 여름에는 특히 더 철저하게 관리하고 있다.

첫 번째, 양우산을 활용하자

사람들은 간혹 자외선의 무서움을 간과하는 경향이 있다. 얼굴의 한 쪽 면만 더 늙어버린 트럭 운전수의 사진을 본 적이 있는가? 매일 같은 길을 다니는 트럭 운전수가 얼굴 한쪽에만 유독 많은 햇빛을 받아 생긴 결과다. 그만큼 자외선이 산화 스트레스, 노화에 많은 영향을 미치고 탈모, 두피염을 악화시킬 수 있다. 탈모 역시 노화의 일종인 만큼 탈모가 없던 사람도 생길 수 있다.

자외선 외에도 직사광 역시 경계해야 할 대상이다. 여름 직사광을 오래 맞으면 피부 온도가 높아지고 심한 경우 화상을 입을 수 있으므로 모자나 양우산을 쓰는 것이 좋다. 나는 양우산을 애용하는데, 모자는 두피를 밀폐하여 습한 환경에 갇히게 하기 때문에 오히려 두피에 악영향을 미칠 수 있는 반면 양우산은 두피에 자극 없이 체감 온도까지 낮춰 주는 확실한 장점이 있다.

자외선에 직사광에, 체감 온도까지 낮춰 주는 양우산을 열심히 활용하자. 바깥쪽은 빛을 반사하는 밝은색이나 흰색이, 안쪽은 빛을 흡수하는 어두운색이나 검정색이 가장 이상적이다. 참고로 나는 그냥 안과 밖이 모두 검정색인 것을 사용하긴 한다.

두 번째, 가르마는 한번씩 바꿔 주는 것이 좋다

머리카락은 스타일링으로 멋을 내는 것 외에도 자외선, 직사광 등 두피를 보호하는 역할도 한다. 항상 같은 가르마로 장시간 햇빛에 노출된다면 특정 부위의 두피만 더 악화되면서 탈모도 악화될 수 있다.

적어도 여름에는 가르마를 한번씩 바꿔 주는 것이 좋다. 굳이 가르마를 바꾸기 귀찮다면? 양우산을 활용하자.

세 번째, 덥고 습한 여름, 머리는 꼭 저녁에 감자

나는 일 년 내내 아침저녁으로 하루에 두 번 머리를 감는다. 여름에는 땀도 많이 나고 피지 분비도 많기 때문에 웬만하면 나처럼 하루 두 번 감는 것을 추천한다. 개인적인 사유로 꼭 한 번만 감아야겠다면 저녁에 감을 것을 권유드린다.

아침에 머리를 감았더라도 저녁에 머리를 감지 않은 채 잠자리에 들면 하루 중 쌓인 유해물질, 피지 등이 그대로 두피에 남아 염증을 유발할 수 있다. 또한 이러한 물질들이 베개에 그대로 쌓이면서 악순환이 반복되고, 여름 특유의 덥고 습한 환경과 만나 빠른 속도로 두피와 모발을 악화시킬 것이다.

그만큼 머리를 언제 감는지, 하루에 몇 번 감는지 등 머리 감는 루틴이 중요하며 이런 작은 습관만 바꿔도 두피 상태가 호전되는 경우가 꽤 있다. 나 역시 머리 감는 루틴을 바꾸면서 두피가 많이 나아졌던 경험이 있다.

네 번째, 과음은 절대 멀리하자

'술' 하면 안 좋은 기억이 떠오른다. 의대 생활을 하다 보면 자의든 타의든 술 자리가 잦은 편인데, 자의로 노느라 과음한 경우도 있었고 동아리 행사나 선배, 교수님의 호출 등 타의로 과음을 하게 되는 경우도 있었다. 여러 가지 행사가 많은 여름, 하필 덥고 습한 여름에 술자리가 많았는데, 그렇게 술에 취해 무방비 상태로 잠에 든 날이면 늘 두피를 심하게 긁곤 했다. 그리고 다음 날 아침 악화된 두피와 빠지는 머리카락들을 보며 일주일은 마음 고생을 했다.

피부염, 두피염 환자라면 음주 자체를 금하라고 말하고

싶다. 술을 마시면 피부의 온도가 올라가면서 두피염 등 체내 여러 가지 염증이 악화된다. 흔히 병변 가려움이 심해지는데, 여기에 덥고 습한 환경까지 더해지면… 더 말할 것도 없다. 이렇게 두피가 한번씩 심하게 악화되면 정상적인 두피로 회복하는 것이 참 어려워진다.

따라서 여름에는 특히 과음을 경계해야 하며, 술을 마시더라도 귀가 후 깨끗이 씻고 쾌적한 환경에서 잠자리에 들 것을 강조하고 싶다.

다섯 번째, 약용 샴푸 사용을 게을리하지 말자

나도 사람인지라 시간이 흐르며 약용 샴푸를 게을리할 때가 많다. 두피가 많이 회복되면서 더 드물게 사용하고 있는데, 여름에는 의식해서라도 주기적으로 사용한다. 덥고 습한 여름에는 두피염의 원인인 곰팡이균이나 여러 가지 균들의 증식이 활발해지기 때문에 이런 균들을 억제해 주는 약용 샴푸를 꾸준히 사용하는 것이 중요하다. 니조랄,

노비프록스 같은 약용 샴푸를 사용하는 것이 가장 가성비 좋은 효율적인 치료 중 하나라는 것을 잊지 말자.

여섯 번째, 늘 하던 관리는 더 철저히 하자

겨울에 악화되기 쉬운 아토피와는 달리 지루성 두피염, 피부염은 여름에 악화되는 경우가 많다. 나도 여름에 더 경각심을 갖고 생활하는데, 두피가 조금이라도 가렵다면 잠자리에 들기 전에 늘 항히스타민제를 복용한다. 긁지 않는 것이 가장 중요하다. 가려움이 심할 경우 손을 묶고 자거나 두피보호 장갑(긁지마 장갑)을 활용하자. 여름을 잘 넘겨야 내 머리의 일 년이 평화롭다.

의사인 내가 꼭 지키는
가을/겨울 두피 관리법

가을/겨울은 기저 남성호르몬이 증가할 뿐 아니라 일조량이 짧아지면서 춥고 건조해진 날씨로 인해 피부의 수분을 잃기 쉬운 계절이다. 피부, 두피의 수분을 유지하기 위해 특별히 신경을 써야 하는 것에 관해 알아 보자.

첫 번째, 바닥 난방 또는 라디에이터를 이용하자

추운 겨울에 학교 강의실이나 진료실에 들어가면 나를

힘들게 하는 것이 한 가지 있었는데, 바로 '히터'다. 히터에서 나오는 덥고 건조한 바람은 겨울에 피부를 더 건조하게 만드는 주범이다. 수분을 잃은 피부는 세포의 면역 기능, 재생 능력이 저하되고, 피부와 두피의 염증이 악화되는 등 탄력도가 떨어지면서 주름이 생기고 노화가 빨라지기 시작한다. 히터는 지루성 두피염 환자인 나에게 겨울철 경계 대상 1호다. 되도록 바닥 난방을 이용하자.

두 번째, 추위에 오래 노출되지 않게 하자

추위에 오래 노출되면 피부 혈관, 말초 혈관이 수축한다. 두피와 모낭으로 가는 혈관이 좁아진 상태로 오래 유지되면 일시적으로 탈모량이 늘어날 수 있다. 시간이 지나면 다시 자연 회복되니 크게 걱정할 필요는 없다. 그래도 춥지 않게 따뜻하게 지내보자.

세 번째, 수분을 보충하자

수분 섭취는 피부 건강의 기본이다. 건조한 겨울, 건강한 두피를 위해 수분 섭취를 게을리하지 말자. 피부에 바르는 외용 에센스나 토닉을 사용하는 것도 좋은 방법이다.

CHAPTER 4

올바르게 자는 것도
'득모'의 시작이다

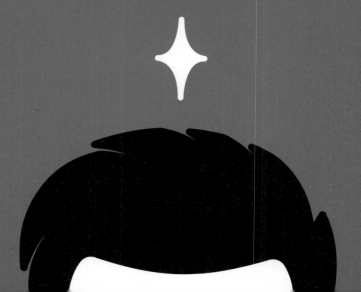

수면 시간이 당신의 피부에 미치는 영향

잠을 충분히 잔 날은 피부도 촉촉하고 화장도 더 잘 먹는다. 실제로 잠을 잘 자는 것과 피부, 두피 건강에는 밀접한 연관이 있다. 아마 다들 경험으로 알겠지만, 나 역시 잠을 충분히 잔 날은 모발의 힘도 좋고 볼륨이 더 좋은 느낌을 받은 적이 많다.

잠이 부족하면 몸에서는 이를 위기로 받아들여 스트레스 호르몬과 더불어 염증 물질들이 분비된다. 따라서 수면이 부족하면 여드름, 아토피, 지루성 피부염, 두피염과 같은 염증성 피부 질환들이 악화되고, 고질적인 수면 부족이 반복되면 면역 체계가 교란되면서 자가면역성 질환도 생길 수 있다. 실제로 국내에서 40대 여성들을 대상으로 수면 억제 실험을 한 결과, 피부의 수분과 탄력도가 급감하였다.[2] 미인은 잠꾸러기라는 말이 괜히 있는 말이 아니다.

Q ☆ 하루에 몇 시간은 자야 하는 걸까?

정확히 몇 시간 이상 자는 것이 좋다고 정해진 것은 없다. 나라마다 일조량도 다르며 표준 시간도 다르기 때문에 언제 어떤 호르몬이 잘 분비된다는 연구 결과를 일반화하여 적용하기는 어렵다. 그럼에도 일찍 자고 일찍 일어나는 것이 피부 건강에 좋다는 것은 모든 피부과 의사들이 강조하는, 어느 정도 자리 잡은 중론이다.

수면 시간도 중요하지만 잠자리에 드는 입면 시간 역시

굉장히 중요하다. 나 역시 바쁜 하루를 보내면서 종종 새벽 3시가 넘어서야 잠자리에 들기도 하는데, 일찍 잠든 다음 날과 밤늦게 잠든 다음 날의 피부, 두피 컨디션을 비교해 보면 일찍 잠든 날의 두피 컨디션이 확실히 좋다는 것을 느낀다.

"피부, 두피를 생각한다면 적당히 일찍 잘수록 좋습니다. 너무 늦게 자도 두피가 악화되기 쉬우니 늦어도 새벽 2시 전에는 잡듭시다! 주무세요!"

수면의 질을 높여 주는
수면 위생

질 좋은 수면은 낮 동안 긴장된 근육을 이완시켜 주며 여러 세포의 회복과 재생을 촉진한다. 즉, 잠을 잘 자야 피부, 모낭세포의 회복과 재생이 촉진되기 때문에 양질의 수면은 피부, 두피 건강에 있어서도 매우 중요하다. 이번 주제에서는 '잘 자는' 방법, 수면 위생에 대하여 이야기하고자 한다.

수면 위생은 잠을 잘 때 지켜야 할 생활 습관을 의미한다.

잠을 잘 자기 위해서 알아야 하는 것들도 중요하지만, 입면과 숙면을 방해하는 수면 위생을 망치는 요소들을 멀리하는 것이 훨씬 중요하다. 잠들기 전 스마트폰을 보는 이가 많은데, 이는 수면 위생을 망치는 대표적인 행동 중 하나다.

나도 대학생 때 그대로 잠드는 것이 아쉬워서 누워서 이것저것 보다가 잠들곤 했는데, 이런 습관 때문에 불면증에 빠지기도 했다. 어두운 상태에서 휴대폰의 밝은 화면을 보고 있으면 눈 건강에 좋지 않을 뿐 아니라 입면을 방해하며 수면의 질도 떨어뜨린다. 계속 반복되면 입면까지 오래 걸리거나 잠을 자도 피곤함을 느끼는 등의 수면 장애로 이어질 수도 있다.

눈 건강, 피부 건강, 모발의 건강을 생각한다면 잠들기 전에 스마트폰은 멀리 하자. 하루를 이대로 끝내는 게 아쉽다면 침실이 아닌 서재나 거실에서 시간을 더 보내고 잘 준비가 되었을 때 침실로 들어가는 게 좋다.

Q ☆ 잠을 잘 자기 위한 방법에는 어떤 것들이 있을까?

① **어두운 침실에 누워 스마트폰 시청하지 않기**

② **불규칙한 낮잠 피하기(자더라도 30분 정도로 짧게 자기)**

③ **오후에 카페인 복용 피하기**

④ **늦은 저녁시간 과식이나 과한 운동 피하기**

⑤ **수면제나 진정제 장기 복용 피하기**

⑥ **술에 의존하여 잠들지 않기**
수면제나 진정제, 술에 의존하여 잠드는 습관이 들면 약물 의존이나 알코올 의존 등 더 심각한 문제에 빠질 수 있다.

⑦

**항상 같은 시간에 잠들고 같은 시간에 일어나는
규칙적인 수면 습관 갖기**

입면 시간과 기상 시간을 일정하게 유지하면 생체 바이오리듬이 안정된다.

⑧

어둡고 조용하게, 안락한 침실 환경 조성하기

침실은 오로지 수면을 위한 공간으로 조성되어야 빠른 입면과 숙면을 취할 수 있다.
침실이 시끄럽고 밝다면 잠에 들기까지 입면 자체가 힘들뿐더러, 자다가 중간에 깰
가능성이 높아 숙면을 취하기 어렵다.

⑨

**침대에 누워 30분이 지나도 잠에 들지 않을 땐 침실을 벗어나
다른 활동을 하다가 졸릴 때 다시 잠자리에 들기**

⑩

잠들기 1~2시간 전, 따뜻한 물로 샤워하기

따뜻한 물로 하는 반신욕이나 샤워는 우리 몸의 긴장도를 완화하여 입면에 도움이
된다.

⑪

낮 시간에는 적당한 육체적 활동과 햇빛 쬐기

낮 시간에 너무 활동이 없다면 수면욕이 저하되며 입면에 어려움이 생길 수 있고, 낮
시간에 30분 정도 쬐는 햇빛은 수면호르몬인 멜라토닌 합성을 촉진하여 입면과 숙
면에 도움을 준다.

CHAPTER 5

운동부터 식사까지,
머리카락을 지키는
일상의 습관

무리한 웨이트 운동,
머리카락에 위험할 수 있다!

탈모 커뮤니티를 돌아다녀 보면 늘 회자되는 주제들이 있다. '자기위로(자위)가 과연 탈모를 가속화시키는가?' 또는 '헬스가 탈모를 가속화시키는가?' 등이 대표적인데, 나는 '헬스가 탈모를 가속화시킨다'는 의견에 무게를 두고 있다. 의대생 시절, 본과 3학년이 되면서 본격적인 웨이트 운동을 시작했었는데, 몸도 좋아지고 기분 전환도 되었지만 중량을 올릴수록 머리가 눈에 보일 정도로 부쩍 약해지고 많이 빠지기 시작했다. 이 외에도 운동을 시작한 시점과 탈모 악화 시점이 일치한 경우가 2~3번 더 있었는데, 탈모약을 꾸준히 복용하고 있었음에도 상태가 나빠져서 스트레스를 받곤 했다.

유튜브나 네이버 등 탈모 커뮤니티에도 헬스와 탈모의 관계에 대한 영상이나 글들이 정말 많다. 정확한 기전에 대한 규명은 둘째 치더라도 많은 이들이 이미 몸으로 느끼고 경험하고 있는 부분이다. 이런 임상 현상 자체가 가장 중요하지만 이 외에도 내가 헬스와 탈모의 인과 관계를 주장하는 근거들은 다음과 같다.

첫째, 고강도의 웨이트 운동은 남성호르몬을 급격히 증가시킨다

남성호르몬 테스토스테론의 증가는 DHT의 증가로 이어지기 쉽고, DHT는 모낭을 공격하며 탈모를 악화시킬 수 있다. 실제로 운동을 시작한 후 몸에 털들이 굵어지고 털이 많아졌다는 사람이 간혹 있는데 눈에 보이는 체모의 변화까지 생길 정도니까 당연히 탈모와도 연관이 있을 수 있다. 아직 탈모가 시작되지 않은 사람의 경우는 크게 영향이 없을 수 있지만, 안드로겐성 탈모가 이미 시작된 사람이라면 높은 확률로 탈모가 가속화될 수 있다. 이는 논문으로도 잘 증명되어 있다.[3]

둘째, 체내 활성산소가 크게 증가한다

고강도 웨이트 운동은 체내 활성산소를 증가시키면서 몸의 피로도를 높이고, 젖산이 쌓이면서 통증까지 느끼게 한다. 적당한 활성산소는 기본적으로 체내에 들어온 해로운 외부 물질에 대한 방어작용을 하지만, 많아지면 오히려 노화를 촉진시키는 등의 부작용을 낳을 수 있다. 고강도 헬스 같은 육체적인 스트레스나 정신적인 스트레스가 지나칠 경우 체내 활성산소가 증가하면서 노화도 빨라지게 되는 것이다. 탈모도 노화의 일부라는 것을 잊어서는 안 된다.

셋째, 성장호르몬, 인슐린유사성장인자가 증가한다

웨이트 운동이 체내 테스토스테론(T) 외에도 성장호르몬 (GH), 인슐린유사성장인자(IGF-1)를 증가시킨다는 것을 입증하는 논문이 있다.[4] 두 가지 호르몬 역시 여러 대사를 통하여 결국은 DHT를 증가시키는 결과를 낳을 수 있는데, 그 정도에 대한 정확한 데이터는 없지만 이런 상관관계가 있다는 것 역시 미약하게나마 하나의 근거로 작용할 수 있겠다.

Q ☆ 탈모 환자에게 좋은 운동법은?

고강도 웨이트 운동은 이미 탈모가 시작된 사람에게는 확실한 악화 요인으로 작용할 수 있다. 탈모가 없는 분들은 크게 신경 쓰지 않아도 되지만 나와 같이 이미 시작된 사람은 운동을 하더라도 탈모약을 복용하면서 해야 그 영향을 조금이라도 줄일 수 있겠다. 탈모약은 꼭 복용할 것, 그리고 너무 고강도의 운동은 삼갈 것을 권한다.

Q ☆ 그러면 유산소 운동은 괜찮나요?

고강도 웨이트 운동이 탈모를 가속화시킬 수 있다는 것을 설명하면 받곤 하는 질문이다. 실제로 이에 대한 가벼운 연구가 이루어지긴 했지만 인과 관계는 확인할 수 없었다.[5] 적당한 유산소 운동은 심폐 기능 증진뿐 아니라 혈액 순환에도 도움을 주는 등 건강에도 좋고 모근 건강에도 아주 좋다.

잦은 성생활이 탈모를 부르는
난감한 이유

그렇다면 자위가 탈모를 가속화시킨다는 것은 사실일까? 이미 몸으로 경험한 많은 분들이 궁금해한다. 진료실을 찾는 환자 중에도 같은 경험을 한 사람이 많다.

교과서에서 다루는 내용은 아니기에 의사마다 의견이 갈릴 수 있는 부분이지만, 개인의 경험에 더하여 여러 논문을 종합해 본 바, 잦은 자기 위로 또는 성생활은 탈모를 악화시킬 수 있다고 본다.

첫 번째, 이미 수많은 사람이 경험을 통해 의심하고 있다

나 역시 자기위로나 성생활이 잦을 때마다 탈모가 악화되는 경험을 자주 했기 때문에 이를 매우 경계하는 편이다. 탈모 커뮤니티를 돌아다녀 보면 이미 많은 이들이 이러한 경험을 했거나 하고 있다.

기전이나 그 빈도가 어떻든, 관련 주제로 탈모의 악화를 경험하는 사람이 있다는 것이 중요하며, 의미하는 바가 크다.

두 번째, 현실과 다른 연구 결과들의 맹점

나의 주장과 반대되는 연구 논문이 두 가지 있다. '3주간 금욕을 했더니 남성호르몬이 오히려 높아졌다는 연구'와 '자기위로를 하는 것은 남성호르몬 수치에 아무런 변화를 가져다주지 않았다는 연구'다.[5]

이 논문들의 결과만 놓고 보면 '금욕이 오히려 남성호르몬을 증가시키니까 오히려 탈모를 악화시킬 수 있겠구나!' 또는 '자기위로를 하더라도 남성호르몬 변화는 없으니까 탈모와 크게 연관이 없으니 괜찮겠구나!'라고 생각할 수 있는데, 이 두 가지 연구에는 치명적인 결함이 있다.

가장 아쉬운 점은 성인동영상 같은 시각적인 자극이 부재한 상황에서 자위를 했다는 것이다. 나와 같은 사람이 연구 세팅에서의 결함을 지적했던 것인지, 2년 후 시각적 자극과 함께 다시 연구를 진행하였지만 아쉽게도 남성호르몬 수치에 대한 언급은 없었다.

역시 내 생각이 맞았을까? 2011년에는 나의 주장을 뒷받침하는 논문이 게재되었다.[7] 홍등가, 미국 섹스 클럽에서 실제로 매춘을 한 후 남성호르몬 수치를 비교 측정한 논문으로, 참여 남성 44명 중 26명은 시각적인 자극만 받았고 나머지 18명은 실제로 성관계를 가졌다.

그 결과, 실제 성관계를 가진 사람들은 40~100퍼센트 정도로 남성호르몬 수치가 대폭 증가하였고, 눈으로 보기만 한 사람들 역시 미미하지만 남성호르몬 증가를 보였다.

동물 실험도 마찬가지다. 당장 관계를 할 수 있는 상황에 있는 동물들이 그렇지 못한 동물들보다 테스토스테론(남성호르몬) 수치가 확연히 증가하는 것으로 나타났다.

위에서 언급한 논문들을 종합해 보면 막연히 아무런 자극 없이 상상만으로 자위를 하는 것과는 달리, 시각적인 자극이 주어지거나 실제로 관계를 가질 수 있는 상황에서는 남성호르몬 수치가 큰 폭으로 증가할 수 있음을 알 수 있다.

탈모는 DHT와 연관이 깊고, 남성호르몬이 높을수록 DHT가 많아지는 경향이 있다. 남성호르몬이 높을수록 탈모에 취약해지는 것은 이미 의학적으로도 잘 알려진 사실인 만큼, 잦은 자위 또는 성생활이 탈모의 악화 요인이 될 수 있다는 것을 인지하여 각자 본인에게 맞는 적당한 주기를 찾기를 바란다. 참고로 나는 주 2회를 넘지 않는 것을 목표로 하고 있다….

03

장이 건강해야
머리카락이 풍성해진다

나는 매운 음식을 좋아하지 않는다. 매운 음식을 못 먹는, 소위 '맵찔이'는 아니지만 매운 음식을 먹은 후에 따라오는 속 쓰림, 부대끼는 느낌 등 위장장애가 생기는 것을 극도로 경계한다. 같은 이유로 과식도 늘 경계한다.

매운 음식을 먹은 날이나 과식해서 소화가 안 되는 날, 또는 야식을 먹은 다음 날이면 더 예민해진 피부에 트러블이 생기거나 탈모가 심해지곤 했던 경험이 있을 것이다.

실제로도 위장에 문제가 있는 사람들은 여드름, 아토피, 지루성 피부염 등 만성 피부염을 동반하는 경우가 많다. 그래서 만성 피부염 환자들에 유산균 치료를 처방하기도 하는데, 여러 저명한 저널의 논문들 역시 장 건강과 피부 건강은 밀접한 연관이 있다는 결과를 내놓고 있다.

2018년 유럽 피부과학회지에 실린 논문을 살펴보자. 얼굴에 발생하는 염증인 주사(Rosacea) 피부염 환자를 치료하기 위해 세 가지 방법, 모낭충 치료, 장 치료, 헬리코박터균 치료를 시행하였는데, 이 중 장 치료가 가장 효과가 좋았다.[8]

사람마다 피부염이 나타난 원인은 다양하겠지만 그중 장 건강을 개선하는 것이 예후가 가장 좋았다는 의미다. 아토피 피부염과 관련된 여러 연구에서도 장 건강의 중요성을 강조하고 있는데, 장 트러블이 있는 경우 미생물 대사 산물인 전염증성 사이토카인, 면역세포의 교란을 촉진하여 결과적으로 히스타민 비의존성 가려움, 피부 장벽 파괴, 가려움에 대한 민감화를 초래한다고 한다. 물론 보다 확실하고 명확한 규명을 위해서는 추가 연구가 필요하겠지만, 위장 질환이 주사, 아토피 피부염 등과 같은 만성 피부염의 원인이 될 수 있다는 것과 위장 질환의 개선이 만성 피부염을 개선하는 데 효과가 있다는 메시지는 확실하게 얻어 가셨으면 한다.

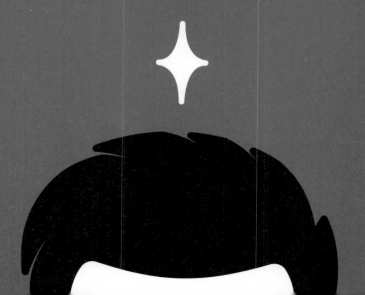

CHAPTER 6

모발을 지키기 위한 현명한 커피 활용법

일상 속 커피,
함부로 마시면 안 되는 이유

커피에 함유된 카페인은 뇌의 혈뇌장벽을 통과하기 때문에 신체 증상이 비교적 명확하게 나타나는 편이다. 나는 그래서 커피를 즐겨 마시지 않는다. 먹더라도 디카페인 커피를 마시거나 오전에 국한하여 소량만 마시는 편이다.

이번 주제에서는 커피의 장단점을 확실하게 잘 알고 커피를 현명하게 소비하는 방법을 알려드리려 한다. 커피의 장점만을 취하여 건강한 모발과 두피를 유지하자.

알아두면 쓸모 있는
커피의 장점

첫 번째, 배변활동을 촉진한다

커피를 마신 후 4분이 지나면 대장운동이 활발해지기 시작하면서 배변을 촉진한다. 카페인 함량이 높은 커피일수록 더 활발해진다는 데이터가 있지만 카페인 자체가 명확한 원인은 아니다. 커피 자체가 가스트린, 모틸린 등 소화 관련 호르몬들의 분비를 촉진하면서 나타나는 증상이라는 것이 중론이다.

인터넷에 '커피 변비'를 키워드로 검색해보면, 변비와 관련해서 커피를 활용하는 분들이 많다. 임시방편으로 잠깐 커피를 활용하는 것은 좋지만 길게 봤을 땐 추천하는 방법은 아니다. 어떤 다른 질환이나 원인이 있을 수 있으니 변비가 고민인 분들은 병원 진료를 먼저 받아보실 것은 추천한다. 잘 먹고 잘 싸고 잘 자고, 삼박자가 우리 건강에 굉장히 중요하다. 이 건강을 나타내는 거울은 바로 우리 피부, 두피, 그리고 모발이다.

두 번째, 다이어트(지방 산화)에 도움을 준다

다이어트도 현명하게 해야 한다. 다이어트를 목적으로 칼로리 섭취를 무리하게 줄이게 되면 심한 탈모가 시작될 수 있는데, 실제로 진료실을 찾아오는 분들 중에도 다이어트가 원인인 분들이 꽤있다. 칼로리 무리하게 줄이지 말고, 건강한 식단을 유지하되 활동량을 높여서 빼시라고, 늘 항상 강조한다.

다이어트에 커피는 좋은 도구가 될 수 있다. 운동을 하기 전에 카페인을 섭취하면 지방을 더 효과적으로 태울 수 있다. 국제스포츠영양학회지(ISSN)의 발표와 영양학회지인 〈뉴트리언트〉에 실린 메타분석 논문을 보더라도 운동 전 3mg/kg 이상의 카페인 섭취가 지방산화, 다이어트에 확실히 유의미한 도움을 준다고 결론짓고 있다.[9] 그러니까 50kg 여성이 카페인을 150mg이상 섭취한 후 운동하면 다이어트에 더 유의미한 효과를 얻을 수 있다는 것이다.

세 번째, 집중력 향상과 각성

적당한 카페인 섭취는 집중력 향상과 각성 효과로 학습이나 업무 능률을 올려준다. 실제 연구를 보더라도 카페인 200mg을 섭취한 군에서 유의미하게 데이터가 좋게 나타났다. 사람마다 다르겠지만 너무 과한 카페인 섭취는 오히려 두근거림이나 두통을 유발할 수 있으니 1회 200mg, 1일 400mg 섭취량 내에서 안전하게 복용하실 것을 권유한다.

참고로 나는 카페인에 매우 민감하기 때문에 정오가 지나면 커피를 일절 입에 대지 않으려고 한다. 그렇지 않으면 늘 항상 잠을 설친다. 모발과 두피 건강에는 수면이 굉장히 중요하기 때문에 카페인에 민감하고 예민한 분들이라면 꼭 명심해야 한다.

당신의 머리카락을 위협하는
커피의 치명적 단점

첫 번째, 수면을 방해하고 수면의 질을 낮춘다

잘못된 커피 음용 습관은 수면을 방해한다. 2023년, 커피와 수면에 대한 신뢰도가 아주 높은 흥미로운 논문이 발표되었다.[10] 커피가 수면의 절대적인 시간과 수면 효율, 입면에 확실히 부정적인 영향을 준다는 내용이다. 이를 기준으로 보면, 수면에 방해를 받지 위해서는 카페인 107mg 정도의 일반적인 커피 기준으로 잠들기 9시간 이

내에는 마시면 안 된다. 내가 점심이 지나면 커피를 마시지 않는 이유와 일치한다.

카페인은 우리 뇌의 수면을 관장하는 송과샘에 작용해 그 기능을 떨어뜨리는 것으로 알려져 있다. 커피를 자주 장기간 마시면 송과샘의 크기가 위축된다는 연구 결과도 있으니 너무 자주 많이 마시는 분들은 참고하면 좋겠다.

두 번째, 위염, 역류성식도염을 유발한다

커피가 우리 몸에 들어오면 가스트린이라는 물질이 분비되는데, 가스트린은 위장 운동을 촉진하는 역할도 하지만 위산 분비를 촉진하는 역할을 한다. 이는 장기적으로 위장 건강에 해로운 영향으로 이어질 수 있다. 앞서 언급했던 것처럼 위장 건강이 나빠지면 두피와 모발 건강도 나빠질 수 있으니 커피를 마시더라도 반드시 공복은 피하는 게 좋다. 카페인에 민감한 분들은 더 조심하셔야 한다.

세 번째, 두피로 가는 혈류량을 감소시킨다

실제로 카페인 섭취가 뇌 혈류량에 미치는 영향에 대한 연구들이 많다. 카페인 섭취가 혈류를 감소시키고, 그 감소 정도는 섭취하는 카페인의 양과 비례관계에 있다는 것이 공통적인 결론이다. 우리가 집중해야 할 부분은, 뇌로 가는 혈류가 줄어들면 당연히 두피로 가는 혈류는 줄어든다는 것이다. 두피로 가는 혈류량이 줄어들면 당연히 두피도 모발도 안 좋은 영향을 받을 수 있고 면역력도 다소 떨어질 수 있다. 그래서 마시더라도 딱 카페인 150mg(아메리카노 톨사이즈 용량)에서 최대 200mg 이하로 마시는 게 좋다.

용닥터's TIP

★

장 건강은 피부 건강뿐 아니라 정신 건강과도 연관이 있습니다.
건강한 정신이 건강한 장을 만들고 건강한 장이 건강한 피부를 만
드는 만큼, 이 글을 읽는 분들이 늘 긍정적이고 좋은 생각만 하실
수 있게 좋은 일만 가득했으면 합니다.

PART 3

심화 치료편

탈모 치료의
최종장

CHAPTER 1

잘 알고 하면
도움되는
탈모 주사 치료

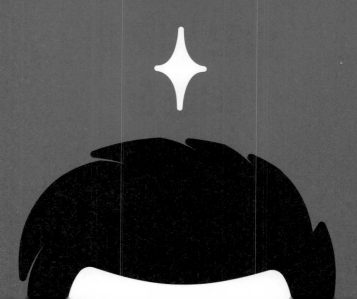

주사 치료가
진짜 효과 있을까?

탈모약과 미녹시딜 등의 핵심 치료와 올바른 생활 습관에 더해, 이번에는 보다 심층적인 치료법에 대해 다뤄 볼 것이다. 머리카락 한 올의 지푸라기라도 잡고 싶은 심정으로 다양한 시술을 알아보고 있다면 이번 챕터를 참고하여 잘 알아보고 진행할 것을 추천한다.

먼저 주사 치료에 대해 알아보자. 13년 전 탈모를 처음 진단받고 시작한 치료는 프로페시아, 미녹시딜, 그리고 주사 치료였다. 마냥 좋아지고 싶은 마음에 누나한테 돈까지 빌려가며 주사 치료를 받았다.

직접 두피에 약물을 주사하는 거니까 더 효과 있겠지.

이런 생각으로 비싼 치료비를 큰맘 먹고 결제했던 기억이 난다. 주사 치료는 피부를 통하여 약물을 전달하는 방법 중 가장 효율적인 방법인데, 당시 내가 받았던 주사 치료는 사이토카인이라는 주사제다. 정말 흔히 메조테라피, 성장인자 주사라고 불리는 치료다. 당시에는 효과가 있다고 느꼈고 돈이 아깝지 않다고 생각했었는데, 주사 치료 중단 후 탈모약만 복용해도 모발은 멀쩡히 잘 유지되었다.

주사 치료의 효과가 없었던 것은 아니겠지만, 내 모발에 드라마틱한 변화를 가져다준 건 8할이 탈모약과 미녹시딜의 효과였을 것이다. 주사 치료가 경제적인 측면에서 결코 효율적인 플랜이 아니었다는 것을 시간이 지나고 나서야 깨달았다. 주사 치료는 탈모약이나 미녹시딜을 충분한 기간 열심히 사용했음에도 효과가 없는 사람이나 부작용 때문에 사용하지 못하는 사람에게 추천한다.

주사 치료는 여러 가지 약물을 모낭 주변부에 직접 주사하여 전달한다는 점에서 효율적인 탈모 치료 방법이라고 생각할 수 있지만, 어떤 주사제를 주사하느냐에 따라 결과는 많이 달라질 수 있다. 다양한 주사제들 중에 내가 직접 충분 기간 맞아 봤거나 환자를 치료하면서 느낀 것들, 제약회사와 연구를 진행하면서 느꼈던 것 등 객관적인 근거를 가진 효과 좋은 주사 치료 몇 가지를 소개해 보려한다.

PRP와 보톡스, 주사 치료 선택법

첫 번째, PRP

지금까지 축적된 데이터의 수나 퀄리티를 보면, 가장 근거 있는 주사 치료는 바로 PRP(Platelet-Rich Plasma)다. 채혈된 혈액을 원심 분리하여 얻은 결과물 중에 혈소판이 풍부한 층의 성분을 두피에 주사하는 방법인데, 혈소판에서 분비되는 오가닉 성장인자들과 사이토카인이 모낭 세포의 재생과 더불어 휴지기 모발이 다시 성장기로 이행되게 돕는다. 오래 전부터 사용되기도 했고 근거 레벨이 높은 논문 데이터도 많다.[1] PRP는 모발의 굵기와 밀도를 개선시켜 주는 탈모 치료 효과에 객관적인 근거가 있는 치료법이다.

나도 과거에 탈모가 심해질 때면 종종 PRP 주사를 맞곤 했는데, 전보다 덜 빠지는 느낌이 있었고 모발에 힘이 들어간다는 느낌을 받았다. 효과적인 면에서만 본다면 객관적인 근거와 개인적인 경험, 특별한 부작용도 없기 때문에 PRP 주사 치료를 추천하지만 PRP에는 치명적인 단점이 두 가지 있다.

첫 번째는 비용이 비교적 비싸다는 것이고, 두 번째는 주사를 맞을 때마다 내 피를 뽑아야 한다는 것이다. 치료를 받는 나도 번거롭지만 매번 채혈을 해야 하는 간호사 입장에서도 상대적으로 보면 번거로운 일이다. 장점과 단점이 명확한 치료인 만큼 각자가 느끼는 장단점을 잘 따져서 결정해야 하겠다.

두 번째, 보톡스

남자든 여자든 사각턱 교정과 주름 개선에 많이 쓰이는 보톡스 역시 추천할 만한 주사 치료다.

보톡스의 대표적인 작용 기전은 신경과 신경 사이를 차단하여 신경 전달을 차단하는 것이다. 운동 신경을 차단하면 근육의 수축이 억제되면서 주름 개선, 사각턱 교정의 효과를 기대할 수 있고, 자율신경계를 이루는 말초 신경인 교감 신경을 차단하면 땀 분비 억제와 두피, 탈모 개선에도 효과를 기대할 수 있다.

실제로 땀이 많은 사람은 그렇지 않은 사람에 비해서 탈모가 더 심한 경향이 큰데, 교감 신경이 항진되어 있는 경우가 많기 때문이다. 그래서 보톡스를 두피에 주사하면 땀 분비도 줄어들고, 교감 신경으로 수축되어 있던 두피 혈관도 이완되면서 탈모 개선, 두피 개선의 효과를 기대해 볼 수 있는 것이다.

보톡스가 탈모 개선을 유도하는 또 하나의 작용 기전은, 보톡스가 TGF-b1이라는 물질을 줄여 준다는 것이다. 외부 스트레스 등 노화 요인과 호르몬이 모낭에 작용하여 탈모가 진행될 때 모낭 세포에서 TGF-b1이라는 물질이 분비되는데, 이 물질은 모발 성장 억제에 기여하는 아주 나쁜 물질 중 하나다. 어쨌든, 보톡스가 이런 나쁜 물질도 줄여 준다는 것![2]

이 외에도 여러 기전이 주장되고 있지만 크게는 이와 같은 두 가지 기전이 탈모, 두피 개선을 유도한다. 그리고 더 탄탄한 근거를 위해서는 더 많은 임상연구로 증명되어야 한다. 물론 보톡스 탈모 치료에 대한 긍정적인 임상 논문들이 간혹 나오고 있지만 근거 레벨이 높은 논문은 아직 없다는 것이 아쉽다.[3, 4]

그럼에도 불구하고 내가 보톡스를 추천하는 이유는 제약회사와 진행한 보톡스 단독 치료 임상 연구에서 환자들의 반응이 괜찮았으며 육안적, 현미경적 개선도 눈에 보였기 때문이다. 당시 다른 화장품 회사와 진행 중이던 엑소좀 임상실험 환자군의 부정적인 반응과는 대조적이었다. 물론 어디까지나 개인적인 경험과 느낌일 뿐 통계 자료는 없다. 빠른 시일 내에 근거 레벨이 높은 논문이 나오길 기대해 본다.

주사 치료를 받을 때는
병원의 상술에 유의하자

앞서 말한 것처럼 나는 학생임에도 거금을 들여 두 번 정
도 두피 메조테라피를 받았다. 지금 돌이켜 보면 거금을
투자하기엔 돈이 아까운 치료였다. 당시에는 지푸라기라
도 잡는 심정으로 탈모에 좋다면 뭐든 하겠다는 생각이
었기 때문에 의사의 말에 혹했던 것도 있다. 이는 매번 새
로운 주사법, 주사제가 나오고 의사와 환자 간 정보의 비
대칭이 있는 한 계속 되풀이될 수 밖에 없다. 늘 공부해야
하며 양심적이고 좋은 의사를 만나야 한다.

실제로 임상 효과가 있는, 효과가 괜찮은 주사 치료도 분명 존재하지만 반대로 효과가 미미한 주사 치료도 많다. 주사 치료를 하는 병원들은 보통 '칵테일 테라피'로 탈모 치료 효과를 극대화하는데, 해당 주사 치료의 효과가 미미하더라도 다양한 치료들을 동시에 시작하기 때문에 그 미미한 효과가 가려지기도 한다.

예를 들어, 가격이 비싼 주사 치료를 권장함과 동시에 치료 데이터가 좋은 탈모약이나 미녹시딜을 같이 처방하는 것이다. 환자 입장에선 어떤 치료가 실질적인 탈모 개선에 기여했는지 모르기 때문에 그 효과를 유지하기 위해서라도, 예전으로 다시 돌아가고 싶지 않은 불안함 때문에 주사 치료까지 계속 받게 되는 것이다.

용닥터's TIP

★

주사 치료는 약물을 전달하는 가장 효과적인 방법 중 하나이지 만 궁극적인 탈모 치료제인 탈모약(피나스테리드나 두타스테리 드)과 미녹시딜이 치료에 가장 우선되어야 합니다. 탈모의 궁극적 인 원인이 무엇인지 파악하여 해결되어야 하며, 해당 탈모 치료제 를 사용하지 못하는 이유가 있거나 이런 치료들만으로 효과가 부 족하다고 느낄 때 주사 치료를 받아 보실 것을 권유드립니다. 효 과가 좋은 주사 치료도 있으니 모든 주사가 상술이라 여기진 마시 고, 각 주사 치료의 장단점을 잘 따져 보시어 현명한 치료를 선택 하시길 바랍니다.

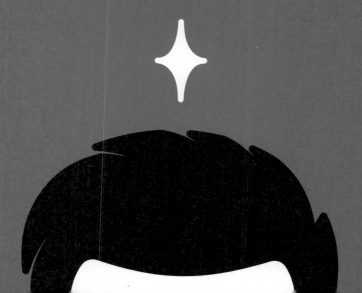

CHAPTER 2

○ ● ○

주사 치료가 무섭고
싫다면, MTS

당신의 두피에 힘을
더해 줄 MTS 시술법

MTS(Microneedling Therapy System)는 가늘고 짧은 침으로 피부에 미세한 상처를 내는 시술로, 피부를 통하여 약물을 전달하는 방법 중에 주사 다음으로 효과적이라고 평가되는 방법이다.

상처 난 피부 조직은 회복되는 과정에서 다양한 성장인자와 재생인자를 분비한다. MTS의 미세한 침으로 미세한 상처를 내고, 이때 분비되는 성장인자, 재생인자로 두피와 탈모 개선을 유도하는 방법이다. 미녹시딜이나 여러 두피 에센스 등의 흡수에도 도움을 준다. 탈모약이나 미녹시딜을 사용하지 못하는 상황이거나 탈모약, 미녹시딜로 효과가 부족한 경우 추가하면 좋은 방법 중 하나다.

어쨌든, 공인된 탈모 치료법을 먼저 시도해 보고 아쉬운 부분이 있다면 MTS를 동반할 것을 권유하는데, 실제로 바르는 피나스테리드나 두타스테리드, 미녹시딜만 사용했을 때보다 이런 약물들과 MTS를 동반했을 때 더 효과가 좋다는 데이터들이 많다.

지금까지 진행된 연구 중 근거 레벨이 높은 논문들을 종합 평가한 메타 분석 리뷰 논문에서도 MTS와 미녹시딜, 두타스테리드 등 바르는 치료제를 동반했을 경우 외용제를 단독 치료할 경우보다 효과가 유의미하게 증가한다는 결론을 내리고 있다.[5]

해당 약물들을 사용법과 주기에 따라 사용하면서 주 1회 또는 2주에 1회는 MTS를 동반하는 것을 권한다. 순서는 크게 상관 없지만 약물을 도포할 부위에 MTS를 먼저 시술한 후 약물을 도포하는 것이 좋다.

어떤 MTS를 쓰는 게
좋을까?

바늘 깊이

MTS는 바늘의 길이가 굉장히 다양한데, 바늘 길이에 따라 병원뿐 아니라 두피 케어숍, 심지어 가정에서 홈케어로도 사용된다. 바늘 길이가 0.25mm가 넘으면 침습적이라고 보기 때문에 병원에서 주로 사용하고, 0.25mm 이하의 길이는 탈모 관리숍이나 두피 케어숍, 홈 케어로 사용되고 있다.

바늘 깊이에 따라 효과 면에서도 차이가 있을 수 있다. 깊이가 깊다고 항상 비례해서 더 효과가 좋은 것은 아니지만 지금까지의 데이터를 종합해 봤을 때 바늘 길이가 너무 짧으면 효과가 미미한 경우가 많다. 0.5mm 이상 깊이에서 유의미한 효과가 있다고 보고되고 있으며, 가장 효과적인 바늘 깊이에 대해서는 더 연구가 필요하다. 따라서 0.5mm 이상 깊이의 MTS 사용을 추천한다.[5]

롤러형 vs 스탬프형

롤러형 MTS는 가장 흔히 사용되는 MTS 중 하나이며 롤러에 박힌 미세한 바늘이 구르면서 피부에 침습하여 작용한다. 각도에 따라 그 바늘 깊이만큼 온전히 침습되지 못할 수 있다는 단점이 있는데, 관련 연구들을 살펴보면 롤러형 MTS는 바늘 길이의 50~70퍼센트 정도만 침습한다고 평가되고 있다.

얼굴에 사용할 경우에는 괜찮을 수 있으나 두피에는 머

리카락이 있기 때문에 더더욱 충분한 침습이 어렵다. 따라서 두피 탈모 관리를 위한 목적이라면 스탬프형 MTS를 추천한다. 스탬프형 MTS는 아래 사진처럼 말 그대로 도장처럼 찍을 수 있는 미세한 바늘로, 내가 원하는 부분에 바늘 자체의 깊이만큼 온전히 침습된다는 것이 장점이다.

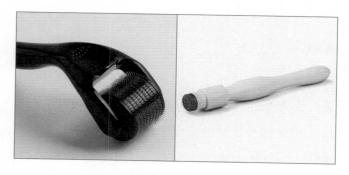

롤러형 MTS / 스탬프형 MTS

수동 vs 오토

MTS는 손으로 직접 눌러서 침습하는 수동 MTS와 바늘이 자동으로 움직이면서 침습하는 오토 MTS로 나뉜다. 나는 오토 MTS를 추천하는데, 수동 MTS의 경우 사용자가 통증 때문에 지레 겁을 먹어서 온전한 깊이만큼 침습하지 못하는 경우가 많기 때문이다.

따라서 외용 탈모 치료제, 바르는 치료제와 MTS의 효과를 함께 누리고 싶다면 바늘 길이가 0.5mm 이상인 스탬프형 오토 MTS를 사용하는 것이 좋다.

03

이런 분들은
MTS 하지 마세요

몇 년 전, 탈모 환자로서 MTS를 접한 후 몇 번 사용하다
가 결국 중단했던 적이 있는데, 그 이유는 두피염이 악화
되었기 때문이다. 좁은 범위를 깊게 침습하는 주사 치료
와는 달리, MTS는 넓은 범위를 얕게 침습하다 보니 두피
곳곳이 자극되어 기존 두피염이 악화되기 쉽다.

뿐만 아니라 위생적으로 잘 관리되지 않은 MTS를 사용
하게 되면 없던 두피염도 생길 수 있기 때문에 일회용은

꼭 1회만 사용해야 하며, 다회용의 경우 소독과 보관을 철저히 해야 한다. 따라서 두피염이 심한 사람은 사용을 지양해야 하며, 두피염이 없다 할지라도 두피 건강을 위해 반드시 위생적으로 사용해야 함을 명심해야 한다.

CHAPTER 3

두피 문신,
함부로 하면
안 되는 이유

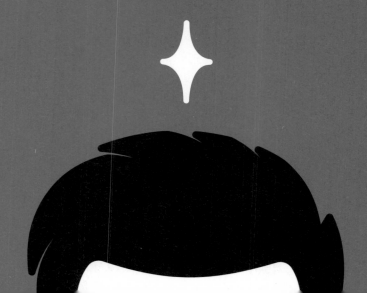

두피 문신의
오해와 진실

이번 주제에서는 두피 문신(SMP, Scalp Micro Pigmentation)에 대하여 자세히 알려 드리려 한다. 탈모 치료에 관심이 있는 사람이라면 두피 문신에 대해서도 들어 봤을 것이다. 문신이란 바늘로 살갗을 찔러 상처를 내면서 피부의 진피와 표피 사이에 색소를 주입하는 행위를 말한다.

보통은 피부를 도화지 삼아 붓으로 그림을 그리듯이 색소의 연속적인 사용으로 그림이나 글씨를 표현하는데,

두피 문신은 검정 잉크로 점을 찍어 표현한다는 점에서 특징이 사뭇 다른 문신 기법이다.

백반증 환자가 피부색의 잉크로 하얀 부분을 채워 넣듯, 두피가 비쳐 보이는 부위에 모발이 있는 것처럼 검은 점들을 여러 개 찍어 휑한 두피를 가리는 것이다. 내용에 앞서, 두피 문신에 대한 오해와 진실을 알아보자.

첫 번째, 두피 문신을 받은 부위에서는 모발이 자라지 않는다?

두피 문신으로 색소를 주입할 때 피부로 침습되는 바늘의 깊이는 최대 2.5mm 정도면 충분하다. 반면 모낭은 진피층과 지방층이 맞닿는 부분에 위치해 있기 때문에 그 깊이가 최소 4~5mm 정도는 된다. 따라서 문신 바늘로 모낭이 손상되는 일은 전혀 걱정하지 않아도 되며 문신을 하더라도 모발이 자라지 않는 부작용은 없다고 보면 된다. 이론적으로도 임상적으로도 그런 부작용은 전혀 없다.

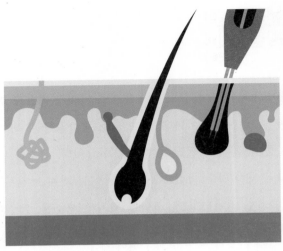

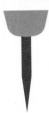

—————— 0.5~1mm 깊이

두피 문신 부위는 모발이 자라는 위치와 달라요!

두 번째, 두피 문신을 받고 시간이 지나면
파랗게 변하면서 번진다?

인터넷에서 두피 문신의 부작용으로 색소가 파랗게 번진다는 글이 종종 보이는데, 이는 색소를 주입할 때 바늘을 너무 진피 깊숙이 찔러서 생기는 현상이다. 색소를 너무 깊이 주입할 경우 색소가 푸르게 보이고 퍼져 보일 수 있다. 얕지도 깊지도 않은 적당한 위치에 색소를 주입하는 것이 중요하다. 따라서 숙련된 시술자는 첫 시술에서 개개인의 표피 깊이를 가늠하고 색소의 잔류 정도를 체크하면서 적당한 깊이에 색소를 주입한다.

따라서 SMP는 누구에게 시술을 받는지가 가장 중요하며 적당한 깊이로 일정하게 시술할 수 있는 숙련된 시술자를 만난다면 색소가 퍼지는 현상은 걱정하지 않아도 괜찮다. 다만, 시술 후 오랜 시간이 지나면서 차츰 색소가 연해질 수는 있는데, 색소가 연해지는 부분은 리터치 시술을 받음으로써 해결할 수 있다.

세 번째, 새치가 많거나 흰머리,
갈색 머리는 두피 문신을 하면 안 된다?

흰머리가 많거나 갈색 머리를 가진 분들이 검정색으로 문신을 할 경우 괜히 부자연스러울까 앞서 걱정하는 경우가 많은데, 전혀 걱정할 필요가 없는 부분이다. 머리카락의 색깔과 두피 모근을 표현하는 색깔은 서로 달라도 이질감이 크게 없기 때문에 오히려 모발이 있는 것처럼 더 풍성해 보일 수 있다. 머리 색깔에 따라 흰색이나 갈색으로 점을 찍게 되면 오히려 효과도 떨어지고 더 부자연스러워 보이기 때문에 새치가 많거나 흰머리, 갈색 머리를 가졌더라도 역시 검정색 계열로 시술하는 것이 좋다.

두피 문신 추천 유형
vs 비추천 유형

탈모로 진료를 받으러 오는 환자 중에는 약물 치료만으로도 금방 호전되는 타입이 있고, 이식을 꼭 해야 하는 타입, 그 외 두피 문신을 하면 좋은 타입이 있다. 내가 두피 문신을 강력하게 추천하는 유형은 여성형 탈모를 포함한 확산성 탈모와 정수리 탈모 유형이다. 그중 특히 탈모약, 미녹시딜 등 근거 있는 탈모 치료를 할 수 없는 상황이거나 충분 기간 했음에도 효과가 없고 만족도가 떨어지는 사람에게 두피 문신을 추천하고 있다.

두피 문신은 문신과 조화를 이루는 주변 머리가 있는 경우 훨씬 표현이 자연스럽고 만족도가 높아지기 때문에 확산성 탈모나 정수리 탈모가 있는 사람에게 적합하다.

반면 모발이 없어 두피가 너무 도드라져 보이는 부위나 M자를 포함한 헤어라인 부분은 두피 문신을 추천하지 않는다. 주변 머리카락과 조화를 이루지 못하여 어색해 보일 수 있고 탈모가 진행되어 헤어라인이 올라가게 되면 문신이 더 도드라져 보이는 경우가 많기 때문이다.

더 나아가 헤어라인에 시술받은 문신이 번질 경우 오히려 스트레스의 원인이 될 수 있는데, 이때 해당 부분을 가리기 위해 모발 이식을 고민하게 될 가능성이 높다. 실제로 헤어라인 두피 문신 때문에 이식을 상담하러 오는 사람이 적지 않다.

레이저 문신보다
바늘 문신을 추천한다

두피에 색소를 주입하는 방법에는 크게 두 가지가 있다. 하나는 바늘에 흡입된 색소를 찌르면서 주입하는 것이고 다른 하나는 높은 압력을 이용하여 일시적으로 색소를 주입하는 방법이다. 이를 흔히 바늘 문신과 무바늘 문신으로 구분하여 말하기도 한다. 무바늘 레이저 두피 문신은 몇 년 전 시장에 나와 통증이 적은 문신으로 광고되고 있는데, 나는 무바늘 레이저 두피 문신 시술을 추천하지 않는 입장이다.

두피 문신을 찾는 고객이 가장 중요하게 생각하는 요소는 결과물, 통증, 그리고 가격이다. 결과물이 가장 정교하고 섬세하며 깔끔한 것은 정통 기법인 바늘을 이용하는 것인데, 가격 또한 무바늘 레이저 시술보다 합리적이다. 물론 통증은 조금 더 있는 편이지만 참을 만한 수준이며 불편할 경우 마취 연고를 활용하여 충분히 해결할 수 있다.

（04）

두피 문신,
어디서 받는 게 좋을까?

두피 문신 시술을 받고 싶다면 문신을 전문으로 하는 문
신숍이나 두피 문신을 하는 탈모 전문 병원을 방문해야
한다. 의사가 아닌 사람이 문신 시술을 하면 불법이다, 불
법이 아니다 말들이 많지만 나는 법적인 테두리를 제외
하고 있는 그대로를 전하고자 한다.

앞서 말했듯 두피 문신을 고민하는 사람이 가장 중요하
게 생각하는 것은 단연코 시술 결과다. 최선의 결과를 생

각한다면 의사든 타투이스트든 바늘 SMP를 잘하는 사람을 찾아가는 것이 좋다. 그렇다면 바늘 SMP를 잘하는 사람인지는 어떻게 알 수 있을까? 시술 업체를 선정할 때엔 다음의 몇 가지 사항을 주의해야 한다.

첫 번째, 지나친 이미지 보정을 주의하자

두피 문신 시술숍이나 병원이 고객을 유치하기 위해 쓰는 방법은 대부분 비슷하다. 보통 포토샵으로 시술 전후 사진을 꾸며 시술 효과가 더 드라마틱하고 풍성해 보이게 만드는데, 너무 드라마틱한 차이를 보이는 사진들은 이미지를 보정한 것일 수 있으므로 주의해야 한다.

같은 배경에서 찍은 사진인지 확인하고, 배경의 명암이나 주변 머리카락의 명암이 비슷한지 확인하는 등 보정된 사진인지를 어느 정도 구분할 줄 알아야 한다.

보정 작업을 거친 사진은 다음과 같은 특징이 있다.

첫 번째, 두피 문신이 너무 까맣고 어둡게 보인다. 두피 문신은 검정색이 아니라 보통 회색빛을 띠는 것이 정상이다.

두 번째, 사진을 확대하였을 때 특정 부분의 머리카락의 결이 보이지 않거나 구분되지 않고 블러 처리된 것처럼 화질이 나빠 보인다면 보정을 의심해야 한다.

세 번째, 시술 전후 사진의 각도나 가르마 형태가 너무 다르다면 그 사진은 보정의 유무를 떠나 전후 사진으로서 의미가 거의 없다고 보아야 한다.

두 번째, 할인율에 혹하지 말자

두피 문신 SMP 상담에서 고객은 디자인과 견적을 받게 된다. 이는 병원마다 다를 수 있는데, 할인율을 크게 해 준다며 영업하는 경우가 많다. 말 그대로 할인만 해 주면 다행이다. 흔히 할인율을 내세우면서 시술 면적 자체를 더 넓게 잡아 결국 고객이 내는 비용은 처음과 비슷해지는 경우가 많다. 두피가 드러나 보이는 범위보다 더 여유 있게 넓은 면적을 잡아야 하는 것은 맞지만, 고객 입장에서는 시술 면적에 대한 감이 없기에 병원 세 군데 정도는 돌아보고 적당한 선을 파악하는 것이 좋다. 두피 문신은 한 번 시술받으면 돌이키기 어려운 만큼 신중하게 결정하여 실력 있는 사람에게 시술을 받는 것이 가장 중요하다.

세 번째, 테스팅 시술을 받아보자

첫 시술은 고객의 두피 타입 등을 파악하고 기본적인 명암을 만드는 동시에 주입한 색소가 얼마나 진하게 남는지 확인하는 단계다. 첫 시술의 결과에 따라 바늘을 더 깊이 넣을지, 더 굵은 바늘을 사용할지 등 다음 시술 계획이 정해지는데, 이는 개개인의 두피가 가진 기질에 따라 다르다.

특히 두피염이 심하거나 극지성 두피의 경우, 또는 켈로이드성 두피를 가진 경우라면 색소가 잘 남지 않는 경우가 많다. 이런 분들은 반드시 테스팅 시술 이후에 본 시술을 결정하는 것이 좋다.

네 번째, 시술자가 누구인지 잘 확인하자

시술 상담 시 누가 시술을 하게 될 것인지 정확히 알아야 한다. 병원에서 타투이스트를 고용하여 두피 문신 사업을 하는 경우도 있는데, 현재 의사가 아닌 사람이 문신 시술을 하게 될 경우 의료법 위반에 해당하므로 병원은 타투이스트가 시술한다는 사실을 홈페이지에 게재할 수 없다. 때문에 상담은 의사에게 받았지만 정작 의사가 아닌 사람에게 시술을 받는 경우가 생길 수 있다.

두피 문신 전문 의사가 시술하는 듯 광고하는 마케팅에 속아 찾아왔다가 타투이스트가 시술한다는 것을 알고 발길을 돌리는 사람도 많다. 시간을 아끼고 싶다면 병원 진료 예약 시 누가 시술하는지 정확하게 파악하는 것이 좋다. 비슷한 예로, 문신숍 역시 상담자와 시술자가 다른 경우가 있기 때문에 누가 시술을 하는지 확실하게 파악하고 시작하는 것이 현명하다.

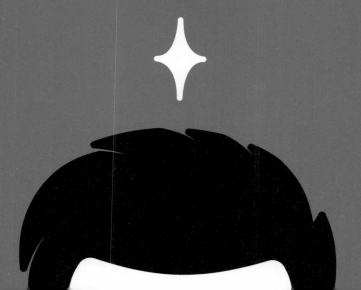

CHAPTER 4

모발 이식, 하면 안 되는 사람도 있다

모발 이식의
오해와 진실

모발 이식은 말 그대로 모발을 다른 부위로 옮겨 심는 것을 말한다. 수염이나 체모를 원하는 부위에 이식하기도 하지만 탈모가 진행되지 않는 측두부 또는 후두부 모발을 탈모가 진행되거나 흉터가 생겨 모발이 없어진 부위에 옮겨 심는 것이 가장 흔하다. 이번 주제에서는 모발 이식의 오해와 진실을 알아보자.

첫 번째, 모발 이식한 모발은 영구적이다?

남성호르몬 DHT의 영향을 받지 않는 측두부나 후두부에서 채취한 모발은 호르몬에 의한 안드로겐성 탈모에서 자유로울 수 있다. 따라서 굵고 건강한 후두부 모발을 우선적으로 채취하여 이식하며, 이식된 모발은 대부분 영구적으로 유지될 수 있다. 다만 노화의 영향은 동일하게 받기 때문에 시간이 지나며 일부는 탈락할 수 있다는 것을 인지하고 있어야 한다.

두 번째, 모발 이식 후 일상 생활이 가능하다?

이식이 완료된 후 2주 정도는 이식 부위가 빨갛게 붉어지기 때문에 모발 이식을 받은 티가 많이 날 수 있다. 이식 부위를 가려 줄 수 있는 윗머리가 있다면 다행이지만 그렇지 않다면 온전한 일상 생활은 쉽지 않다.

모자나 후드를 쓰는 것도 방법이 될 수 있겠지만, 이식 초기에 모자를 쓰고 벗다가 이식 모낭이 영구 탈락되는 경우가 발생할 수 있기에 굉장히 조심해야 한다.

따라서 이식된 모낭이 두피와 결합을 이루는 첫 2주 동안은 이식된 부위를 긁거나 부딪히지 않게 각별히 조심해야 한다. 이식된 모낭이 어느 정도 자리를 잡는 10일에서 14일 후부터는 지문 샴푸를 시작할 수 있으며 온전한 일상 생활이 가능해진다.

따라서 모발 이식을 고민 중이라면 최대한 머리를 기르고, 수술 후 첫 2주 정도는 어느 정도 불편함을 감수할 각오를 하고 내원할 것을 당부드린다.

세 번째, 모발 이식 후 탈모약은 안 먹어도 된다?

아니다. 모발 이식을 하더라도 이식 부위 주변으로 탈모가 더 진행될 수 있기 때문에 탈모약은 꼭 복용하는 것이 좋다. 이식 후 약 복용을 게을리하게 되면 이식 부위만 더

듬이처럼 덩그러니 남게 될 수 있다. 안드로겐성 탈모를 진단받은 사람이라면 모발 이식 유무를 떠나 탈모약 복용은 반드시 지속해야 한다.

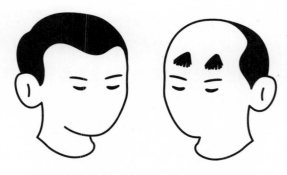

모발 이식을 했다고 결코 방심하지 말자!

모발 이식 추천 유형 vs 비추천 유형

모발 이식은 유일한 정답이 아니다. 어떤 유형이냐에 따라 모발 이식에 대한 만족도가 확연히 다르다. 모발 이식 추천 유형과 비추천 유형을 알아 보자.

모발 이식 추천 유형

M자 탈모나 헤어라인 탈모는 약물 치료에 반응이 미미한 부위라서 치료에 대한 만족도가 떨어지는 경우가 많

다. 따라서 M자 탈모나 헤어라인 탈모에는 모발 이식을 강력히 추천한다. 헤어라인은 정수리와 달리 모발 방향이 한쪽으로 통일되어 있는 경우가 많기 때문에 이식 후 밀도감 표현이 좋고, 비어 있던 곳이 채워지기 때문에 환자의 만족도가 굉장히 높은 편이다. 약물 치료에 대한 기대치를 잘 파악하여 의사와 함께 적당한 이식 시기를 결정할 것을 권한다.

모발 이식 비추천 유형

반면, 정수리 탈모와 확산성 탈모에는 모발 이식을 추천하지 않는다. 가장 큰 이유는 환자의 만족도가 떨어진다는 것인데, 특히 가마 주변 부위는 위치 특성상 모발이 사방으로 갈라지는 부위이므로 모발을 심어도 만족도가 높지 않은 경우가 많다.

뿐만 아니라 정수리 탈모는 일반적으로 약물 치료 효과가 꽤 좋은 부분이기 때문에 약물 치료를 우선적으로 충분히 해 보고 그래도 아쉬운 부분이 있다면 나머지 부분을 모발 이식이나 두피 문신으로 채우는 것이 현명한 선택이다.

03

모발 이식보다 이마축소술을 추천하는 경우

넓은 이마가 평생의 콤플렉스였던 나는 모발 이식이 아닌 이마축소술을 받았다. 현재 수술한 지 6년차에 접어든다. 내 인생의 만족도를 200퍼센트 높여 준 결정이라고 자부할 수 있을 만큼 "아, 이마축소술을 받길 참 잘했구나" 생각하고 있다.

그래서 이번 주제에서는 모발 이식 전문 의사이자 이마축소술을 받은 환자의 입장에서 모발 이식과 이마축소술의 장단점을 솔직하게 이야기해 보려 한다. 어떤 사람에게 모발 이식이 좋고 어떤 사람에게 이마축소술이 좋은지 자세하게 알려 드릴 테니 넓은 이마가 고민인 사람에게 도움이 되었으면 한다. 이마축소술은 헤어라인을 따라 절개하고 두피를 박리한 후 아래로 당겨 고정시키는 수술이다. 모발 이식과 비교했을 때 장점과 단점이 극명한데, 내가 느낀 이마축소술의 장단점은 아래와 같다.

이마축소술의 장점

이마축소술의 첫 번째 장점은, 내가 가진 윗머리 모발의 밀도 그대로 이마를 좁힐 수 있다는 것이다. 모발 이식은 밀도 있게 심는다 하더라도 자연 그대로의 밀도는 구현하기 힘든 경우가 많은데, 이마축소술은 부모님이 물려주신 내 모발 밀도를 그대로 유지한 채 이마만 줄이는 수술이다. 윗머리 밀도가 좋은 사람이라면 이마축소술이 아주 좋은 옵션이 될 수 있다.

두 번째, 수술 결과가 바로 나타난다는 것이다. 모발 이식은 이식 후 한 달에서 세 달 사이에 생기는 암흑기를 보내야 할 가능성이 높은데, 이렇게 이식된 모발이 잠시 다시 빠졌다가 다시 자라 나오면서 최종적인 결과를 보기까지는 대략 1년이라는 시간이 필요하다. 반면에 이마축소술은 심은 모발이 한 번 빠지는 시기인 암흑기도 따로 없기 때문에 좁아진 헤어라인을 수술 직후부터 바로 체감할 수 있다. 암흑기로 마음 졸일 일도 없고 생착률에 대한 걱정도 적고, 수술 직후부터 바람을 자신 있게 맞을 수 있다는 것!

세 번째, 뒷머리를 아낄 수 있다는 것이다. 모발 이식의 최종 경과에 있어 제일 중요한 것 중에 하나가 바로 내가 가진 본연의 뒷머리의 모발 상태인데, 보통 뒷머리가 많고 굵을수록 경과가 좋다. 특히 탈모가 진행되고 있는 상황에 넓은 이마가 고민이라면 이마축소술로 헤어라인은 내리면서 추후 모발 이식을 위한 뒷머리도 아낄 수 있다.

네 번째, 수술 후 생활이 훨씬 편하다는 것이다. 이마축소 술은 수술 부위가 헤어라인 부근에 국한되어 있기 때문 에 수술 후 잠자리에 들 때 불편한 점이 많이 없다. 반면 에 모발 이식 수술은 뒷머리에서도 모낭 채취 수술이 진 행되기 때문에 일주일 정도는 베개를 베고 자는 것조차 불편하고 어렵다. 또한 모발 이식은 10일에서 14일 정도 는 이식된 모낭이 빠지지 않게 극히 조심해야 하지만 이 마축소술은 그렇지 않다.

다섯 번째, 모발 이식보다 비용이 더 저렴하다는 것이다. 모발 이식은 모낭을 채취한 후 채취한 모낭을 디자인에 따라 하나 하나 심는 수술이기 때문에 수술 시간이 길고 노동 강도가 높아서 비용도 높은 편인 반면에, 이마축소 술은 헤어라인을 따라 절개한 후 박리하여 당겨서 봉합 한 후 고정하면 끝나는 수술이기 때문에 모발 이식보다 는 다소 가격이 저렴한 편이다.

이마축소술의 단점

이마축소술의 첫 번째 단점은, 수술 후에 휴지기 탈모가 시작될 수 있다는 것이다. 당시 이마축소술을 받고 나서 2주 정도는 말 그대로 머리가 미친 듯이 빠졌었는데, 머리를 감을 때마다 눈에 보이는 것만 80개에서 100개는 되는 머리카락이 욕조에 고여 있었다. 그 스트레스가 어마어마하고 머리가 다 빠져 버리는 건 아닐까 하는 공포감에 이마축소술을 한 것을 후회하기도 했을 정도였다.

아무래도 이마축소술이라는 게 두피를 찢고 박리한 후 당겨서 내리는 수술이다 보니 기존에 있던 모발들이 스트레스를 많이 받아 일시적으로 탈락할 수 있다. 다행히 지금은 그때 빠졌던 머리카락이 대부분 회복된 듯하지만 당시에는 정말 스트레스를 많이 받았다. 이마축소술 후에는 일시적인 휴지기 탈모가 생길 수도 있다는 것을 명심해야 한다.

두 번째, 흉터가 관건이라는 것이다. 모발 이식은 흉터가 모두 뒤통수에 있기 때문에 머리카락으로 적당히 가리면 눈에 크게 거슬리는 게 없지만, 이마축소술의 경우는 흉터가 헤어라인에 위치하여 흉이 크게 남게 되면 되게 난감할 수 있다. 실제로 첫 1년 정도는 간혹 머리를 크게 다쳤거나 뇌수술을 받았느냐는 질문을 받곤 했다. 이마를 무리하게 줄이면서 절개 부분이 괴사하는 케이스도 보았으므로 절대 욕심 내어 과하게 줄이지 않는 것이 좋다.

세 번째, 불규칙한 헤어라인은 교정하기 어렵다는 것이다. 이마축소술은 일반적으로 헤어라인 그대로 밑으로 당기기만 하는 수술이기 때문에 선천적으로 M자가 심하거나 M자 탈모가 많이 진행된 사람에게는 적합하지 않다. 따라서 헤어라인이 무너졌거나 불규칙하여 교정을 원하는 사람은 이마축소술이 아닌 모발 이식을 하는 것이 좋다. 이마축소술을 먼저 할지, 모발 이식을 먼저 할지, 경우에 따라 장단점이 극명하므로 의사와 심층적인 대면 진료를 통하여 정하는 것이 좋다.

나는 넓은 이마 자체가 가장 큰 고민이었는데, M자 탈모가 진행되고 있긴 하지만 헤어라인이 비교적 잘 지켜지고 있는 편이었고, 윗머리 밀도도 양호한 편이었기 때문에 고민도 없이 이마축소술을 선택했다. 지금은 바람도 자신 있게 정면으로 맞을 수 있고, 물놀이도 거리낌 없이 참여할 수 있고, 어떤 헤어스타일을 해도 전보다 확실히 느낌이 산다. 삶의 질이 아주 높아졌다.

04

이마축소술보다
모발 이식을 추천하는 경우

이번에는 이마축소술을 받은 환자가 모발 이식 전문 의
사로 일하면서 느낀 모발 이식의 확실한 장점과 단점을
몇 가지 알아 보겠다.

모발 이식의 장점

모발 이식의 확실한 장점은 내가 원하는 디자인으로 새
로운 헤어라인을 구축할 수 있다는 것이다. 눈썹을 비롯하여 구레나룻과 수염까지, 얼굴 윤곽, 얼굴 크기를 줄이는 효과도 볼 수 있다. 수술 결과도 드라마틱하고 옆머리, 뒷머리 등 모발이 남아 있기만 하면 횟수에 상관 없이 어떤 부위에든 이식할 수 있다는 것도 장점이기 때문에 헤어라인이 아닌 탈모 부위나 두피 흉터를 해결하기에도 아주 좋은 방법이다.

모발 이식의 단점

반대로 모발 이식은 내가 가지고 태어난 본래의 밀도만큼 구현하기가 어렵고 암흑기를 거쳐 최종 결과를 보기까지 대략 1년이라는 시간이 필요하다. 또 수술 부위가 머리 앞쪽과 뒤쪽 양쪽을 모두 포함하기 때문에 수술 후 일정 기간 동안은 수면에 큰 불편함이 따를 수 있다.

두 수술법의 장단점을 정확히 인지하여 자신에게 가장 적합한 수술을 선택하는 데 도움이 되었으면 좋겠다.

05

모발 이식은 언제 해야
가장 결과가 좋을까?

그렇다면 모발 이식은 언제 하는 게 가장 좋을까? 다행히 나이에 따른 제약은 크게 없는 수술이다. 일찍 받는다고 더 나쁠 것도 없다. 다만 약물 치료, 비수술적 치료들로 충분히 좋아질 수 있는 경우임에도 불구하고 수술에 의존하는 경우는 없어야 한다.

Q ☆ 모발 이식을 너무 일찍 하면 어떨까?

일찍이라는 개념은 사람마다 상대적으로 다를 수 있지만, 안드로겐성 탈모가 10대부터 일찍 시작되는 경우는 대부분 탈모 가족력이 강한 경향이 있다. 이런 경우는 보통 탈모의 진행 속도 또한 굉장히 빠른 편이기 때문에 모발 이식을 너무 일찍 받으면 나중에 이식 부위만 더듬이처럼 남고 그 뒤로 탈모가 빠르게 진행될 수 있다.

그러나 충분한 약물 치료에도 크게 호전되지 않는다면 시기에 상관 없이 모발 이식을 강하게 추천한다. 충분한 약물 치료를 해 보았고, 모발을 심을 수 있는 공간만 있다면 수술의 힘을 빌려 콤플렉스를 해결하는 것이 좋다.

모발 이식은 후두부, 측두부 모발만 충분하다면 횟수에 제약 없이 충분히 여러 번 받을 수 있기 때문에 나이에 너무 연연할 필요는 없다. 어린 나이일수록 탈모가 주는 아픔이 더 크다. 오히려 젊은 나이일수록 후두부 모발이 좋은 경우가 많고 회복력 역시 빠르고 좋기 때문에 비교적 좋은 예후, 더 높은 만족도를 기대해 볼 수 있다.

Q ☆ 모발 이식을 늦게 하는 것은 어떨까?

환자의 나이가 많을수록 휴지기 모발도 많고 가늘고 힘 없는 모발의 비율이 높다. 나이가 많은 사람의 모낭을 채취하고 분리하는 과정은 비교적 더 어렵고 시간도 많이 걸린다. 새치가 많은 환자는 더더욱 힘들고 시간이 오래 걸린다.

가늘고 힘 없는 모발이 이식되는 것과 굵고 건강한 모발이 이식되는 것은 수술 결과와 만족도에서 큰 차이를 낳을 수 있다. 또한 가늘고 힘 없는 모발은 작은 손상에도 모낭이 훼손될 수 있기 때문에 젊은 나이에 이식을 하는 것보다 예후가 좋지 않은 편이다. 모발 이식이 필요하다면 너무 늦은 나이까지 미루지 않는 것을 권한다.

참고로 일반적인 장기 이식의 예후 관련 데이터 역시 공여자와 수여자의 나이가 어릴수록 이식 결과가 좋다는 결과가 지배적이다. 혈액 공급, 성장인자 등 전체적인 세포 활동성이 조금이라도 젊을수록 좋기에 일부러 이식을 미룰 필요는 없다는 것을 강조하고 싶다. 나이가 많더라도 모발이 굵고 건강한 사람이 있고, 나이가 어려도 모발이 안 좋은 사람도 많기 때문에 모발 이식은 의사와의 충분한 상담을 통하여 진행 여부를 결정하는 것이 좋다.

절개와 비절개,
모발 채취법 전격 비교

모발 이식을 위한 모낭 채취 방법에는 크게 절개 채취법
과 비절개 채취법 두 가지가 있다. 어느 한쪽이 더 우수한
방법이라기 보다는 각 방법이 가진 장단점이 확실하기
때문에 사람에 따라 경우에 따라 두 가지 방법을 혼용하
거나 가장 알맞은 방법 한가지를 선택하는 것이 좋다.

절개 모발 이식

절개 모발 이식은 탈모가 거의 진행되지 않는 후두부 모발 영역의 두피를 필요한 만큼 절개하여 이식에 필요한 모낭을 분리해내는 방법이다. 수술 시간이 비교적 짧다는 장점, 비용이 비교적 저렴하다는 장점, 그리고 수술 후에 티가 나지 않는다는 장점이 있지만 사람에 따라 선호도는 다르다.

바로 가장 큰 단점 중 하나인 후두부에 절개 자국이 남을 수 있다는 것이다. 그렇기에 스포츠컷, 투블럭컷 등 평소에 두피가 비쳐 보일 정도로 짧은 머리스타일을 하는 분들께는 적합하지 않다. 주로 여성분들이 절개 수술법을 선택하는 이유다.

이미 비절개 수술을 한 차례 받았거나 타고난 후두부 모발 밀도가 너무 떨어지는 경우는 절개 수술이 유리할 수 있다. 필요한 모발 수에 비하여 후두부 두피의 탄력이 부족할 경우에는 절개와 비절기 채취법을 혼합하여 진행하기도 한다.

비절개 모발 이식

비절개 모발이식은 매스를 사용하여 후두부를 절개하는 것이 아닌, 1mm 구경의 전동 펀치로 모낭을 하나하나 뽑으며 채취하는 방법이다.

짧은 머리스타일을 하는 남성도 티가 잘 나지 않는다는 장점이 있고 '절개'라는 단어가 주는 공포감이 없어서 심리적으로도 거부감이 들지 않는 채취법이다. 대표적인 단점으로는 시간이 오래 걸리는 방법이기 때문에 의사와 환자의 피로도가 높을 수 있고 그만큼 비용도 비교적 더 비싼 편이다. 모발을 채취하는 과정에서 손상도가 더 높다는 말도 있었지만 비절개 채취에 능숙한 의사라면 절개와 비절개 수술의 결과는 거의 동일하다고 봐도 무방하다.

머리가 너무 곱슬이거나 두피가 너무 딱딱한 경우 비절개 채취에는 어려움이 따를 수 있는데, 이런 경우 드물게 절개 채취법으로 전환하여 진행하기도 한다.

식모기와 슬릿,
모발 이식법 전격 비교

식모기와 슬릿은 채취한 모발을 이식 부위에 옮겨 심는 대표적인 도구다. 나는 슬릿 이식과 식모기 이식을 모두 사용해 보았는데, 내가 공부하고 경험하며 느낀 점을 솔직하게 이야기해 보고자 한다.

식모기는 바늘을 두피에 삽입하는 동시에 모발을 이식하는 방법으로, 이식에 필요한 시간이 비교적 더 짧은 편이다. 날카로운 샤프로 두피를 찌르면서 동시에 샤프심은 두피에 두고 온다고 생각하면 이해가 쉬울 것이다. 좌우, 상하 이식모의 방향을 조절하여 기존 모발의 방향에 정확하게 맞추어 이식할 수 있다는 점 때문에 더 정교하고 섬세한 이식 결과를 기대할 수 있다. 또한 식모기 방식은 이식의 시작부터 끝까지 의사가 집도하므로 주치의가 의도한 대로 모발 이식이 이루어진다는 장점이 있다.

다만 모낭을 식모기에 끼우는 과정에서 극소량이나마 모낭 손상의 가능성이 있을 수 있기 때문에 그만큼 수술 보조 인력의 숙련도가 중요하다.

반면 슬릿 방식은 작고 얇은 칼날이나 바늘을 이용하여 모발이 이식될 구멍을 먼저 뚫은 후에 모발을 이식하는 방법으로, 주치의가 구멍을 뚫어 놓으면 흔히 간호조무사 등 보조 인력이 모발을 하나 하나 포셉으로 집어서 구멍에 옮겨 심는 것이 일반적이다.

주치의가 만들어 둔 구멍에 의사가 아닌 보조 인력 두어

명이 환자 양쪽에서 모발을 끼워 넣는 방식인 만큼 주치의가 처음부터 끝까지 집도하는 식모기 방식에 비하면 이식 결과의 정교함과 섬세함은 다소 떨어지는 편이다.

그럼에도 구멍을 내는 과정에서 두피가 손상되는 범위가 더 적고, 의사의 입장에선 시간을 절약할 수 있다. 또한 주치의의 육체적인 피로도도 확연히 덜한 방법이라 슬릿 방식을 선호하는 의사도 있다.

슬릿 방식 역시 포셉으로 모낭을 집고 슬릿 구멍에 넣는 과정에서 모낭이 손상되거나 모발이 뒤틀릴 수 있기 때문에 수술 보조 인력의 숙련도 또한 모발 생착률에 기여하는 바가 크다는 것을 다시 한번 강조하고 싶다.

슬릿과 식모기 방식을 모두 경험해 본 개인적인 의견이며 의사와 병원에 따라 의견은 다를 수 있다. 병원마다 각자가 사용하는 방법을 더 부각하는 방식으로 마케팅을 하는 만큼, 어떤 방법이 더 낫다고 단정 짓기는 어렵다.

어떤 시술 방식으로 이식하더라도 모발 이식을 집도하는 의사와 보조 인력의 실력과 숙련도, 그리고 환자가 가진 두피와 모발의 상태가 가장 중요한 요소임에는 변함이 없다.

08

모발 이식 병원을
선택하는 확실한 기준

병원 선택에 있어 자신 있게 말씀드릴 수 있는 한 가지는 절개와 비절개 수술을 모두 할 줄 아는 병원을 가야 한다는 것이다. 원장이 절개와 비절개를 모두 능숙하게 할 줄 알아야 고객에게 가장 이상적인 방법을 편견 없이 제시해줄 수 있다. 즉, 옵션이 한 가지인 병원은 대부분 그 옵션으로 유도할 수 밖에 없다.

예를 들어서 비절개 수술만을 전문으로 하는 병원이라면

고객이 절개에 더 적합한 경우라고 하더라도 비절개 수술로 유도해 수술을 강행하게 될 수도 있다. 수술을 계획하다 보면 절개와 비절개를 혼용하여 진행해야 안전한 경우도 있고, 처음에는 비절개 수술로 시작하더라도 막상 채취를 해보니 환자분 모발이나 두피가 비절개에 적합하지 않은 경우도 있다.

이럴 땐 비절개 채취를 중단하고 절개 채취로 돌려야 한다. 모발이식이 고민이라면 절개와 비절개가 모두 가능한 병원을 먼저 고려하자.

Q ☆ 저는 몇 모나 심어야 할까요?
이 정도 심으면 견적은 얼마나 나올까요?

모발 이식을 상담하러 오는 사람들이 가장 많이 하는 질문이다. 모발 이식 병원을 결정하는 데 가장 중요한 요소 중 하나가 바로 가격이다. 가격은 이식에 필요한 모낭의 개수 또는 모발의 개수에 따라 정해지는데, 의사와 병원마다 조금씩 차이가 있을 수 있다.

면담을 하는 과정에서 의사의 성격도 엿볼 수 있기 때문
에 의사가 제안한 디자인이 마음에 들지 않는다면 면담
을 통해 수정하는 것이 좋다. 궁금한 점이나 아쉬운 것들
이 있다면 최대한 꼼꼼하게 물어보고 확인해야 한다.

면담을 다니다 보면 병원마다 각기 다른 이식 모수를 제
안할 수 있는데, 특히 지나치게 많은 모수를 제안하는 병
원이라면 반드시 그 합당한 이유를 물어야 한다. 높은 할
인율을 강조하며 견적 자체를 높게 제안하는 병원도 있
기 때문이다.

또한 상담을 통해 평균적인 비용도 어느 정도 파악할 수
있게 되는데, 지나치게 비싸거나 저렴한 곳 역시 경계하
는 것이 좋다. 몇백만 원을 더 투자해서 더 좋은 결과를
얻을 수 있다면 다행이지만, 기본을 잘 지키는 병원이라
면 모발 이식의 결과에 큰 차이는 없을 것이다.

모낭을 채취 분리할 때 모낭 손상을 최소화하여 채취 분리하는가? 이식 과정에서 모낭 손상을 최소화했는가? 모낭을 이식할 때 기존모의 방향과 어색하지 않게 이식하는가? 병원에서 이런 기본을 모두 잘 지켰다면 이식 결과는 환자가 가진 기질에 의존하는 경우가 많다.

더 비싸면 잘 하겠지?
비싼 만큼 결과가 좋겠지?

결코 아니다. 가격은 브랜딩으로 정해지는 경우가 많다.

미용실에 빗대어 생각해 보자. 나의 경험에 비추어 보자면 커트비가 4만 원이나 하는 비싼 곳이었음에도 머리가 마음에 안 들어 불쾌했던 적도 있었고, 반대로 8천 원 하는 저렴한 미용실에서 만족하며 나온 적도 많다. 꼭 비싼 곳이 나를 더 만족시키리란 법은 없다. 결국은 나한테 맞는 스타일을 제안하는 섬세하고 꼼꼼한 디자이너를 만나는 것이 중요한 것이다.

모발 이식 병원을 선택할 때도 같은 맥락으로 생각하는
것이 좋다. 가격이 너무 저렴하다면 어느 정도 경계할 필
요는 있겠지만 꼭 결과가 안 좋으리란 법도 없다. 병원을
오픈한 지 얼마 되지 않아 모객 차원에서 비용을 저렴하
게 하는 것일 수도 있고, 병원의 효율적 운영 등 원장의
신념으로 그렇게 책정한 것일 수도 있다.

내가 근무했던 병원 역시 내 가족부터 지인까지 소개할
수 있을 만큼 실력 좋은 원장님이 많이 계셨지만 수술 비
용은 저렴한 편에 속했다. 비싸다고 결과가 좋다는 법 없
고, 저렴하다고 안 좋으리란 법도 없다.

지나치게 비싼 곳이나 저렴한 곳은 경계하되, 내 마음이
편한 곳, 내 마음에 드는 디자인, 절개, 비절개 등 내가 선
호하는 수술 방법, 병원의 사후 서비스와 가격 등 자신이
중요하게 생각하는 요소를 꼼꼼히 따져 보면서 병원을
선택하는 것이 좋다. 너무 가격과 의사의 유명세에만 집
중하지 않는 것이 바람직하다.

에필로그

한 올의 머리카락을
지키면 밝은 미래가 기다린다

지금까지 탈모와 두피염의 기본적인 치료법과 생활 관리법, 심화 치료법까지 모두 말씀드렸다. 진료실에서 환자분들을 진료하면서 강조하는 내용들인 만큼 반드시 행동으로 옮겨 '실천'하셨으면 한다. 반드시 탈모가 개선될 것이다. 행동하는 자만이 변화를 이끌어 낼 수 있다.

이것 저것 다 지키고 살면 도대체 무슨 재미로 사나요?

혹자는 간혹 내게 이런 쓴소리를 한다. 맞는 말이다. 탈모, 두피 관리도 다 잘 먹고 잘 살자고, 재밌고 행복하게 살자고 하는 건데 그 과정이 너무 스트레스가 되면 안 된다. 그럼에도 불구하고, 내게는 탈모 완화가 살아온 길에 꼭 필요한 요소들이었기 때문에 말씀드린 내용들을 최대한 지키며 사는 것이 습관이 되어 버렸다.

나는 고등학교 학창 시절 두피염 치료를 위해 항생제, 스테로이드 등 약을 달고 살았고, 중단 후에는 스테로이드 반동 현상으로 두피 전체가 모낭염으로 덮인 적도 있다. 머리카락이 바람에 날리기만 해도 통증이 심했다. 저주받았다는 생각과 함께 마치 끝나지 않을 어둡고 긴 터널을 지나는 것만 같았다.

수능이 끝난 후에는 나를 짓누르던 긴장과 스트레스에서 해방되는 것 같았지만 대학 입학과 동시에 여러 술자리며 학점 관리, 궁극적으로는 의학전문대학원 입학 시험 준비로 다시 힘든 시간을 보내야 했다. 내 두피와 탈모는 다시 악화일로를 걷기 시작했다. 상황의 심각성을 느끼고 탈모약을 처방받아 먹기 시작한 것도 이맘때 즈음이었다.

몇 년 후 나는 의과대학에 합격했고, 의사가 되는 길을 걷기 시작했다. 미래에 대한 불안감으로부터는 어느 정도 해방되었다. 그렇게 내 두피는 잠깐 안정을 찾나 싶었다. 하지만 잦은 시험으로 인한 수면 부족과 불가피한 술자리들이 문제였던 것인지 내 두피와 탈모는 여전히 악화와 완화의 반복이었다.

그렇게 힘들었던 몇 년이 지나고, 나는 자랑스러운 의사 면허증과 함께 의과대학을 졸업했다. 졸업 후 일을 하면서부터는 나름 규칙적이고 건강한 생활을 유지할 수 있었고 두피염과 탈모는 전보다 호전되기 시작했다. 지금도 굉장히 만족스러운 일상을 보내고 있다.

두피염과 탈모는 일상의 생활 습관의 변화가 굉장히 중요하다. 어떤 하나의 악화 요인만 반복되더라도 완화되기가 어렵다. 생활 습관을 교정하는 과정이 큰 스트레스라면 고민을 해 봐야 하겠지만 어떤 부분이 악화의 원인이 되는지 파악하여 꼭 행동으로 옮겨 개선해 보셨으면 좋겠다. 학업과 일상의 능률도 오를 것이다. 한 올의 머리카락을 열심히 지키는 당신의 앞에 밝은 미래가 기다리고 있다.

미주

PART 1 : [기초 치료 편] 머리숱 많아지는 확실한 방법

1   Gupta AK, Venkataraman M, Talukder M, Bamimore MA. Relative Efficacy of Minoxidil and the 5-α Reductase Inhibitors in Androgenetic Alopecia Treatment of Male Patients: A Network Meta-analysis. *JAMA Dermatol*. 2022;158(3):266-274. doi:10.1001/jamadermatol.2021.5743.

2   Lee S, Lee YB, Choe SJ, Lee WS. Adverse Sexual Effects of Treatment with Finasteride or Dutasteride for Male Androgenetic Alopecia: A Systematic Review and Meta-analysis. *Acta Derm Venereol*. 2019 Jan 1;99(1):12-17. doi: 10.2340/00015555-3035. PMID: 30206635.

3   Gupta AK, Talukder M, Williams G. Comparison of oral minoxidil, finasteride, and dutasteride for treating androgenetic alopecia. *J Dermatolog Treat*. 2022 Nov;33(7):2946-2962. doi: 10.1080/09546634.2022.2109567. Epub 2022 Aug 15. PMID: 35920739.

4   Prahalada S, Tarantal AF, Harris GS, Ellsworth KP, Clarke AP, Skiles GL, MacKenzie KI, Kruk LF, Ablin DS, Cukierski MA, Peter CP, vanZwieten MJ, Hendrickx AG. Effects of finasteride, a type 2 5-alpha reductase inhibitor, on fetal development in the rhesus monkey (Macaca mulatta). *Teratology*. 1997 Feb;55(2):119-31. doi: 10.1002/(SICI)1096-9926(199702)55:2<119::AID-TERA1>3.0.CO;2-Z. PMID: 9143092.

5   AlSaad D, Lee BH, Al-Obaidly S. Finasteride use during pregnancy and early neonatal outcome: a case report. *Int J Clin Pharm*. 2018 Aug;40(4):803-805. doi: 10.1007/s11096-018-0661-5. PMID: 29855987.

6   Ricci G, Martinelli M, Luppi S, Lo Bello L, De Santis M, Skerk K, Zito G. Finasteride and fertility: case report and review of the literature. *J Drugs Dermatol*. 2012 Dec;11(12):1511-3. PMID: 23377525.

7   Ricci G, Martinelli M, Luppi S, Lo Bello L, De Santis M, Skerk K, Zito G. Finasteride and fertility: case report and review of the literature. *J Drugs Dermatol*. 2012 Dec;11(12):1511-3. PMID: 23377525.

8   Gupta AK, Venkataraman M, Talukder M, Bamimore MA. Relative Efficacy of Minoxidil and the 5-α Reductase Inhibitors in Androgenetic Alopecia Treatment of Male Patients: A Network Meta-analysis. *JAMA Dermatol*. 2022 Mar 1;158(3):266-274. doi: 10.1001/jamadermatol.2021.5743. PMID: 35107565; PMCID: PMC8811710.

9   Ratnavel RC, Squire RA, Boorman GC. Clinical efficacies of shampoos containing ciclopirox olamine (1.5%) and ketoconazole (2.0%) in the treatment of seborrhoeic dermatitis. J Dermatolog Treat. 2007;18(2):88-96. doi: 10.1080/16537150601092944. PMID: 17520465.

10 Vañó-Galván S, Pirmez R, Hermosa-Gelbard A, Moreno-Arrones ÓM, Saceda-Corralo D, Rodrigues-Barata R, Jimenez-Cauhe J, Koh WL,

Poa JE, Jerjen R, Trindade de Carvalho L, John JM, Salas-Callo CI, Vincenzi C, Yin L, Lo-Sicco K, Waskiel-Burnat A, Starace M, Zamorano JL, Jaén-Olasolo P, Piraccini BM, Rudnicka L, Shapiro J, Tosti A, Sinclair R, Bhoyrul B. Safety of low-dose oral minoxidil for hair loss: A multicenter study of 1404 patients. *J Am Acad Dermatol*. 2021 Jun;84(6):1644-1651. doi: 10.1016/j.jaad.2021.02.054. Epub 2021 Feb 24. PMID: 33639244.

11 Olsen EA, Weiner MS. Topical minoxidil in male pattern baldness: effects of discontinuation of treatment. *J Am Acad Dermatol*. 1987 Jul;17(1):97-101. doi: 10.1016/s0190-9622(87)70179-0. PMID: 3301926.

12 Almohanna HM, Ahmed AA, Tsatalis JP, Tosti A. The Role of Vitamins and Minerals in Hair Loss: A Review. *Dermatol Ther (Heidelb)*. 2019 Mar;9(1):51-70. doi: 10.1007/s13555-018-0278-6. Epub 2018 Dec 13. PMID: 30547302; PMCID: PMC6380979.

13 Holvik K, Madar AA, Meyer HE, Lofthus CM, Stene LC. A randomised comparison of increase in serum 25-hydroxyvitamin D concentration after 4 weeks of daily oral intake of 10 microg cholecalciferol from multivitamin tablets or fish oil capsules in healthy young adults. *Br J Nutr*. 2007 Sep;98(3):620-5. doi: 10.1017/S000711450773074X. Epub 2007 Apr 24. PMID: 17456248.

14 Le Floc'h C, Cheniti A, Connétable S, Piccardi N, Vincenzi C, Tosti A. Effect of a nutritional supplement on hair loss in women. J Cosmet Dermatol. 2015 Mar;14(1):76-82. doi: 10.1111/jocd.12127. Epub 2015 Jan 8. PMID: 25573272.

15 Said HM, Ortiz A, McCloud E, Dyer D, Moyer MP, Rubin S. Biotin uptake by human colonic epithelial NCM460 cells: a carrier-mediated process shared with pantothenic acid. *Am J Physiol*. 1998

Nov;275(5):C1365-71. doi: 10.1152/ajpcell.1998.275.5.C1365. PMID: 9814986.

PART 2 : [생활 습관 편] 사소한 습관이 당신의 머리카락을 지킨다

1   Jun Ho Lee, Sung Won Lee. Monthly Variations in Serum Testosterone Levels : Results from Testosterone Screening of 8,367 Middle-Aged Men. *J Urol*. 2021 May

2   Jang SI, Lee M, Han J, Kim J, Kim AR, An JS, Park JO, Kim BJ, Kim E. A study of skin characteristics with long-term sleep restriction in Korean women in their 40s. *Skin Res Technol*. 2020 Mar;26(2):193-199. doi: 10.1111/srt.12797. Epub 2019 Nov 6. PMID: 31692145.

3   Kraemer WJ, Ratamess NA. Hormonal responses and adaptations to resistance exercise and training. Sports Med. 2005;35(4):339-61. doi: 10.2165/00007256-200535040-00004. PMID: 15831061.

4   D'Andrea S, Spaggiari G, Barbonetti A, Santi D. Endogenous transient doping: physical exercise acutely increases testosterone levels-results from a meta-analysis. *J Endocrinol Invest*. 2020 Oct;43(10):1349-1371. doi: 10.1007/s40618-020-01251-3. Epub 2020 Apr 15. PMID: 32297287.

5   Choi J, Jun M, Lee S, Oh SS, Lee WS. The Association between Exercise and Androgenetic Alopecia: A Survey-Based Study. *Ann Dermatol*. 2017 Aug;29(4):513-516. doi: 10.5021/ad.2017.29.4.513. Epub 2017 Jun 21. PMID: 28761311; PMCID: PMC5500728.

6   Krüger T, Exton MS, Pawlak C, von zur Mühlen A, Hartmann U, Schedlowski M. Neuroendocrine and cardiovascular response to sexual arousal and orgasm in men. *Psychoneuroendocrinology*. 1998 May;23(4):401-11. doi: 10.1016/s0306-4530(98)00007-9. PMID: 9695139.

7   Escasa MJ, Casey JF, Gray PB. Salivary testosterone levels in men at a U.S. sex club. *Arch Sex Behav*. 2011 Oct;40(5):921-6. doi: 10.1007/s10508-010-9711-3. Epub 2010 Dec 17. PMID: 21165688.

8   Ciccarese G, Parodi A, Rebora A, Drago F. The usefulness of investigating the possible underlying conditions in rosacea. *J Eur Acad Dermatol Venereol*. 2018 Mar;32(3):e88-e89. doi: 10.1111/jdv.14547. Epub 2017 Sep 12. PMID: 28846817.

9   Collado-Mateo D, Lavín-Pérez AM, Merellano-Navarro E, Coso JD. Effect of Acute Caffeine Intake on the Fat Oxidation Rate during Exercise: A Systematic Review and Meta-Analysis. Nutrients. 2020 Nov 24;12(12):3603. doi: 10.3390/nu12123603. PMID: 33255240; PMCID: PMC7760526.

10 Gardiner C, Weakley J, Burke LM, Roach GD, Sargent C, Maniar N, Townshend A, Halson SL. The effect of caffeine on subsequent sleep: A systematic review and meta-analysis. Sleep Med Rev. 2023 Jun;69:101764. doi: 10.1016/j.smrv.2023.101764. Epub 2023 Feb 6. PMID: 36870101.

PART 3 : [심화 치료 편] 탈모 치료의 최종장

1   Paichitrojjana A, Paichitrojjana A. Platelet Rich Plasma and Its Use in Hair Regrowth: A Review. *Drug Des Devel Ther*. 2022 Mar 10;16:635-645. doi: 10.2147/DDDT.S356858. PMID: 35300222; PMCID: PMC8922312.

2   Shon U, Kim MH, Lee DY, Kim SH, Park BC. The effect of intradermal botulinum toxin on androgenetic alopecia and its possible mechanism. *J Am Acad Dermatol*. 2020 Dec;83(6):1838-1839. doi: 10.1016/j.jaad.2020.04.082. Epub 2020 Apr 25. PMID: 32339707.

3   Tian K, Gao S, Jia Z, Xu W, Li K, Wu L. A study of combination

unilateral subcutaneous botulinum toxin a treatment for androgenetic alopecia. *J Cosmet Dermatol*. 2022 Nov;21(11):5584-5590. doi: 10.1111/jocd.15179. Epub 2022 Jul 19. PMID: 35751480.

4 Zhou Y, Yu S, Zhao J, Feng X, Zhang M, Zhao Z. Effectiveness and Safety of Botulinum Toxin Type A in the Treatment of Androgenetic Alopecia. *Biomed Res Int*. 2020 Aug 4;2020:1501893. doi: 10.1155/2020/1501893. PMID: 32802833; PMCID: PMC7424364.

5 Zhou Y, Chen C, Qu Q, Zhang C, Wang J, Fan Z, Miao Y, Hu Z. The effectiveness of combination therapies for androgenetic alopecia: A systematic review and meta-analysis. *Dermatol Ther*. 2020 Jul;33(4):e13741. doi: 10.1111/dth.13741. Epub 2020 Jul 2. PMID: 32478968.

6 Faghihi G, Nabavinejad S, Mokhtari F, Fatemi Naeini F, Iraji F. Microneedling in androgenetic alopecia; comparing two different depths of microneedles. *J Cosmet Dermatol*. 2021 Apr;20(4):1241-1247. doi: 10.1111/jocd.13714. Epub 2020 Sep 29. PMID: 32897622.

KI신서 11848

용닥터의 탈모 혁명

1판 1쇄 인쇄 2024년 4월 10일
1판 1쇄 발행 2024년 4월 24일

지은이 김용빈
펴낸이 김영곤
펴낸곳 ㈜북이십일 21세기북스

인문기획팀장 양으녕 **책임편집** 정민기
디자인 말리북
출판마케팅영업본부장 한충희
마케팅2팀 나은경 정유진 백다희 이민재
출판영업팀 최명열 김다운 권채영 김도연
제작팀 이영민 권경민

출판등록 2000년 5월 6일 제406-2003-061호
주소 (10881) 경기도 파주시 회동길 201(문발동)
대표전화 031-955-2100 **팩스** 031-955-2151 **이메일** book21@book21.co.kr

©김용빈, 2024

ISBN 979-11-7117-536-9 03510

(주)북이십일 경계를 허무는 콘텐츠 리더

21세기북스 채널에서 도서 정보와 다양한 영상자료, 이벤트를 만나세요!
페이스북 facebook.com/jiinpill21   **포스트** post.naver.com/21c_editors
인스타그램 instagram.com/jiinpill21   **홈페이지** www.book21.com
유튜브 youtube.com/book21pub

당신의 일상을 빛내줄 탐나는 탐구 생활 <탐탐>
21세기북스 채널에서 취미생활자들을 위한 유익한 정보를 만나보세요!

· 이 책 내용의 일부 또는 전부를 재사용하려면 반드시 (주)북이십일의 동의를 얻어야 합니다.
· 잘못 만들어진 책은 구입하신 서점에서 교환해드립니다.
· 책값은 뒤표지에 있습니다.